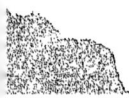

REMARQUES
SUR LES MALADIES

QU'ON OBSERVE LE PLUS COMMUNÉMENT

SOUS LE CLIMAT DE POITIERS,

ET EN PARTICULIER

DES FIÈVRES MIASMATIQUES

SIMPLES OU COMPLIQUÉES,

CONSIDÉRÉES AU POINT DE VUE PRATIQUE,

Avec l'indication explicative des règles à suivre dans le traitement qui leur convient.

Par J.-C. Villain,

Docteur en médecine, ancien Chirurgien entretenu de 2ᵉ classe de la marine militaire,
Chevalier de la Légion—d'Honneur

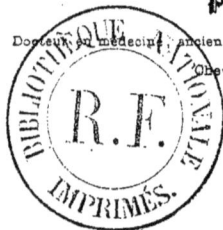

POITIERS,

LÉTANG,

LIBRAIRE-ÉDITEUR,

Rue de la Mairie, 6.

PARIS,

Librairie médicale

DE GERMER-BAILLÈRE,

Place de l'Ecole-de-Médecine, 17.

1848.

1849

REMARQUES

SUR LES MALADIES

QU'ON OBSERVE LE PLUS COMMUNÉMENT

SOUS LE CLIMAT DE POITIERS,

et en particulier

DES FIÈVRES MIASMATIQUES SIMPLES OU COMPLIQUÉES,

considérées au point de vue pratique,

Avec l'indication explicative des règles à suivre dans le traitement qui leur convient [1].

————————

Il est facile de sentir l'influence que doit avoir sur les tempéraments l'habitation d'un pays aquatique, en lisant la description de Poitiers et de ses environs. Sous le rapport de sa géographie médicale et de ses conditions climatériques, c'est peut-être une des villes les plus malsaines du département. Toute hasardée que paraisse cette proposition ainsi formulée, elle n'a cependant rien de trop absolu, et on le concevra aisément, si l'on réfléchit à la nature et aux accidents d'un terroir entrecoupé de fossés où stagne une eau croupissante pendant une partie de la saison chaude, aux lais provenant des crues et des débordements périodiques du Clain et de ses affluents dans les prairies adjacentes, aux marais situés dans le voisinage, et qui s'étendent à plusieurs lieues dans la direction des vents régnant en été et en automne, aux émanations fétides qui s'en échappent par l'évaporation durant les plus grandes chaleurs de l'année.

---

[1] Ce travail a été lu à la Société de médecine de Poitiers par son auteur, dans ses séances ordinaires des 9 août et 13 septembre 1848.

A cette époque, nous voyons les étangs, gonflés par les pluies abondantes de la saison précédente, se dessécher peu à peu; les rivières et les ruisseaux, ralentis dans leur cours par des obstacles de tout genre, se resserrer ou se tarir, l'eau se retirer des prairies naguère submergées pour laisser à découvert en différents endroits des dépôts formés de terres d'alluvion mélangées à des détritus de plantes, et partout un limon fangeux et infect; au fond des fossés, habitent, au milieu d'herbes en décomposition, des familles nombreuses de grenouilles, de petits crapauds, de têtards, dont le frai et les émanations, en rendant l'eau toujours grasse, poisseuse et fétide, répandent au loin la corruption; alors aussi, de nombreux insectes remplissent l'air pendant le jour, et l'on voit pendant la nuit des gaz inflammables se dégager des eaux bourbeuses; sous l'impression d'une atmosphère chaude et humide, es puissances nerveuses et sentantes se dépriment, l'appétit s'émousse, le corps s'appesantit, toute l'organisation se débilite et s'affaisse; et si, à côté de ces causes spécifiques d'insalubrité locale, on veut bien tenir compte, dans cet examen, de celles du même genre et non moins efficaces que la ville recèle dans son sein, qui ont été mises en lumière et décrites dans ces derniers temps avec un rare talent d'analyse par l'un des médecins de ce pays, M. le docteur Loreau [1], on se convaincra bientôt de l'exactitude de nos appréciations, fondées qu'elles sont, nous le croyons du moins, sur la rigoureuse interprétation des faits observés et des lois de la nature.

Sous un autre point de vue, ne serait-ce pas à cette influence des lieux qu'il habite, à la nature de son climat, à sa topographie, qu'il conviendrait encore de rapporter ces habitudes de nonchalance et d'i-

---

[1] *Simples causeries sur une grave question : De la suette du Poitou*, par Alph. LOREAU, professeur suppléant à l'école de médecine de Poitiers, 1847, brochure in-8°, renfermant la topographie médicale de Poitiers. OEuvre d'opportunité et de vraie science, d'un homme de bien, d'un citoyen fervent; à ce titre, déjà méritoire à son auteur; de plus, d'un esprit cultivé, d'un critique judicieux, modèle de bon goût et d'érudition; d'une exécution irréprochable, cachant sous une enseigne modeste des vues élevées, pleines d'intérêt pratique, d'heureuses inspirations, de précieux enseignements; bien digne de fixer l'attention d'une administration bienfaitrice, dévouée par nature autant que par devoir de position à toutes les améliorations que la cité est en droit d'espérer de son nouveau conseil d'édilité.

nertie, de constance et d'uniformité, cet amour du clocher qu'on voit prédominer chez l'habitant de la vieille cité limonienne, et qui ont toujours formé comme le trait distinctif de son caractère national, dans les diverses circonstances de sa vie politique? également à la même influence, et comme déduction du même principe, cette absence absolue d'initiative, cette perpétuité presque religieuse de traditions vieilles et surannées, cette prédilection singulière pour ses occupations routinières? et ainsi à toutes les époques de rénovation sociale, à côté des graves agitations du présent, en face des légitimes aspirations des empires vers de nouvelles destinées? Quelle autre explication donner de cette immobilisation au contact des transformations incessantes qui s'opèrent sous ses regards? Quand tout se remue, marche, progresse et s'avance autour de lui, lui seul, jeté comme à l'écart au sein de la grande famille française, résiste au courant pour rester à la même place. Ainsi dirait-on de ces êtres déshérités qui, par un don fatal dans le système général de la création, sont condamnés à passer leur vie invariablement attachés au lieu qui les vit naître. Et comment pourrait-on mettre en doute les rapports qui unissent l'homme avec le monde extérieur, avec l'univers? Qui oserait nier ces réactions intestines auxquelles nous obéissons à notre insu, les combinaisons intimes qui en sont la suite nécessaire, et que nous subissons sans nous en douter? Comment se refuser à admettre cette puissance d'influence occulte des causes externes sur nos facultés morales et pensantes dans la détermination ultérieure de nos actes?

« En dehors de l'éducation, avec son organisation sociale, sa religion et ses lois, l'homme est d'abord et surtout ce que le font le climat ou le territoire. » C'est ainsi que l'entend une grave autorité; ainsi s'exprime l'illustre auteur de l'*Esprit des lois*, liv. 14; ainsi nous le comprenons avec Montesquieu.

Et puis, pour l'habitant de notre contrée, comme contre-poids à l'action des causes qui viennent d'être indiquées, à sa portée, autour de son foyer, dans l'étendue de son rayon visuel, point de grands centres d'établissements commerciaux venant provoquer la spéculation; point ou peu encore de ces rapides voies de communication par où s'écoulent au loin et s'échangent en monnaie courante, les idées contemporaines avec les produits de l'industrie, qui élargissent la sphère de nos besoins, font naître le goût des grandes entreprises, élèvent les actes à la hauteur de l'esprit qui les a conçus; point de mer dans le voisinage, pas même de rivière donnant l'habitude et l'amour de la navigation [1], rendant les habitants hardis, décidés, aventureux, actifs, passionnés pour les découvertes, les poussant vers l'inconnu; rien, enfin, dans cet ordre de choses, qui vienne, par une salutaire compensation, corriger des dispositions naturelles à l'apathie, et apporter à nos Limoniens un remède efficace à leur *intus-centricité*. Légitimes ou non, nous ne pousserons pas plus loin ces inductions psychologiques qui nous ont un moment détourné de notre but, et n'appartiennent qu'indirectement au sujet que nous nous sommes proposé de traiter ici.

Partout, ainsi qu'il vient d'être dit, dans les environs de la ville, au pied même de ses murs, des eaux surabondantes, et devenues stagnantes par l'inondation habituelle d'un terrain qui n'a pas assez de pente pour en procurer le libre écoulement, et, jusque dans son enceinte, des foyers permanents d'insalubrité.

Il résulte de ces considérations générales sur le climat de Poitiers que les maladies endémiques qu'on y observe doivent participer de l'action d'une atmosphère humide et de l'influence de gaz délétères sur la puissance motrice et sur le principe vital.

Telle est la source trop réelle des maladies graves et compliquées qui affligent annuellement la population de la ville, principalement dans les bas quartiers, celle des bourgs et des villages situés dans son périmètre. N'est-ce pas bien évidemment à ces dispositions qu'est due en particulier la génération de ces fièvres intermittentes de tous les types, et souvent du plus mauvais caractère, qui règnent périodiquement dans nos contrées depuis le mois de mai jusqu'à la fin de l'automne?

Mais, avant de décrire les maladies essentielles au climat de Poitiers, je dois dire un mot de celles que les variations accidentelles de l'air ont coutume de produire indépendamment de l'influence climatérique.

---

(1) Le Clain, qui coule sous les murs de Poitiers, obstrué dans son cours par des atterrissements, interrompu par des écluses et de nombreux barrages, manquant d'ailleurs de tirant d'eau en beaucoup d'endroits, ne peut admettre que des chalands ou de simples embarcations de plaisance. Il n'est pas navigable.

Quoique les mêmes en apparence que dans les autres parties de la France, ces maladies prennent néanmoins un aspect propre au pays : elles n'y ont pas, par exemple, une terminaison critique, qu'il est beaucoup plus fréquent d'observer ailleurs, par les hémorragies, les sueurs, les selles, les urines, les crachats, moyens de réaction dépuratoires dont se sert la nature dans des vues conservatrices, et qui dispensent de la troubler dans les opérations qu'elle se propose. Ici, dans bien des circonstances, il faut suivre ses mouvements et favoriser ses efforts, qui sont souvent impuissants. Ainsi, l'hiver et le printemps, ce sont le plus ordinairement des affections thoraciques, des bronchites, des pneumonies, des pleurésies; celles-ci souvent compliquées de congestion hépatique, et constituant cette forme particulière que l'on trouve décrite dans les auteurs anciens, et connue du vulgaire sous le nom de pleurésie bilieuse; ce sont encore des rhumatimes fibreux, des pleurodynies, des exanthèmes de diverses espèces.

L'hiver a-t-il été long et le printemps froid et pluvieux, le caractère inflammatoire domine jusqu'au mois de mai. Au contraire, si le printemps a été sec, et que les chaleurs aient commencé prématurément, par exemple dès la fin d'avril, l'état inflammatoire s'efface insensiblement pour céder à ce caractère d'atonie que nos devanciers appelaient putride, adynamique, qui porte avec lui un cachet tout particulier, parfois insidieux, mais que reconnaîtra toujours le médecin un peu exercé dans la pratique. Alors aussi se montrent, sous certaines modifications encore ignorées de la constitution médicale, ces fièvres obscures dites *larvées*, à type continu, à symptômes typhiques, de leur nature si meurtrières, qui déciment la population, en choisissant de préférence ses victimes dans la classe la plus nécessiteuse.

Avec les chaleurs, qui commencent ordinairement au mois de juin pour ne cesser qu'à la fin de septembre, et même plus tard, on voit apparaître un ordre différent de maladies propres à cette saison, et qui presque toutes ont leur siége soit aux organes de la digestion, soit vers les grands centres nerveux : à l'estomac, aux intestins, au foie, à la rate, à l'encéphale et ses annexes, où, dans ces divers cas, elles traduisent chez ceux qui en sont atteints un état hypérémique plutôt qu'inflammatoir·
matoir·

Sous pareille constitution, malheur à l'homme imprudent qui n'évite pas le serein et les promenades du soir vers ces marais fangeux qui entourent la ville dans sa partie occidentale! Malheur à lui s'il ne fuit pas le dangereux voisinage de ces amas d'eau stagnante, de ces fosses boueuses et infectes, de ces mares verdâtres qui servent, dans nos campagnes, d'abreuvoirs aux animaux domestiques, et empoisonnent au loin l'atmosphère, en faisant de la plupart des bourgs et des villages de cet arrondissement des lieux inhabitables!... Il ne tarde pas, après en avoir contracté le germe, à éprouver le premier accès de ces fièvres rebelles, toujours si difficiles à guérir et souvent *pernicieuses*, que nous avons déjà signalées comme maladies essentielles au climat de Poitiers. Effectivement, dès qu'on a eu la fièvre dans ce pays-ci, on ne peut pas répondre du moment où elle cessera tout à fait pour ne plus reparaître. Je connais des habitants des environs de Poitiers qui ont la fièvre depuis plusieurs années, qui ont pris de grandes quantités de sulfate de quinine sans avoir jamais pu en être débarrassés que pour quelques jours. D'autres l'ont régulièrement tous les ans, au printemps et en automne, et on peut dire en général des habitants de certaines localités de l'arrondissement que ces fièvres leur sont tellement familières, que la plupart n'y font pas attention.

Le quinquina, malgré sa vertu, ne suffit pas toujours pour guérir radicalement ces fièvres; il en est de même des autres remèdes réputés fébrifuges, tels que les préparations arsénicales, qu'on a essayé de faire revivre dans ces derniers temps, en vantant leur efficacité là où le quinquina avait échoué, mais ce que n'a pas confirmé l'observation directe appliquée aux faits de ce genre recueillis sur une grande échelle à la clinique de Bordeaux, dans le service du docteur *Gintrac*. La cause productrice, subsistant toujours, renouvelle les accès; le corps s'habitue au fébrifuge, et il ne reste d'autre ressource au malade que d'échanger l'air humide et débilitant qu'il respire contre un air plus vif et plus sec.

A ces fièvres intermittentes rebelles se joint souvent une turgescence extraordinaire de bile, état que le médecin doit prendre en sérieuse considération avant d'administrer le fébrifuge, sinon il s'expose à voir bientôt naître des accidents hépatiques et une jaunisse universelle. C'est

admirable combien ce climat favorise la sécrétion de la bile; j'en ai vu
rendre des quantités considérables pendant plusieurs jours. Cet accident
est un de ceux qui, sauf le danger imminent, contre-indique l'usage du
quinquina avant d'avoir employé les délayants et les évacuants. Je pense
même avec beaucoup de bons praticiens que cette vieille méthode, trop
dédaignée de nos jours, suffit à elle seule pour la guérison de certaines
fièvres d'automne dues uniquement à une surcharge des organes épi-
gastriques; mais, il faut bien le dire, dans le plus grand nombre des cas,
cette thérapeutique se montre impuissante, et au bout d'un temps assez
court on voit reparaître les accès pyrexiques : presque toujours ces
récidives ont lieu avec le type *tierce*. Les médecins qui n'ont pas exercé
dans les grands hôpitaux, ou dans des pays marécageux, ne se font pas
idée des nombreuses rechutes de la fièvre *tierce*; j'en ai observé jusqu'à
cinq et six dans la même saison; et, dans ces dernières années, j'ai pu
me convaincre que, sous ce rapport, les environs de Poitiers, dans sa
région occidentale du moins, n'étaient pas beaucoup plus favorisés que
Rochefort, par exemple, où il m'avait été donné d'étudier longtemps
auparavant, sur les lieux et à leur vraie source, les fièvres miasmatiques
de tous les types, dans toutes leurs évolutions; c'est même là, pour le
dire en passant, ce qui fait le désespoir des médecins de la Charente-
Inférieure. Ces rechutes jettent les malades dans une espèce de cachéxie;
devenues chroniques, elles sont suivies de l'infiltration du tissu cellulaire; d'autres fois, il se déclare une tendance au scorbut; les dents se
noircissent, les gencives sont fongueuses, saignantes; la peau est déco-
lorée et ternie; quelques malades deviennent enflés, et c'est ordinairement aux jambes, aux mains et à la face : ces différents états sont
fréquemment accompagnés de mouvements fébriles irréguliers. On
observe encore, à la suite de ces fièvres, des éruptions cutanées qui
paraissent avoir de l'analogie avec la gale, surtout par une démangeaison
extrême.

C'est vers la fin de l'automne que commence à régner la fièvre *quarte*.
Elle attaque de préférence les tempéraments lents et phlegmatiques, à
prédominance lymphatique, à circulation sanguine peu énergique; mais,
le plus ordinairement, elle succède, dans cette saison, à plusieurs rechutes
consécutives de la fièvre *tierce*, par une cause qui reste inconnue, en

dépit de toutes les explications plus ou moins ingénieuses qu'on en a données.

Presque tous les auteurs qui ont traité des fièvres intermittentes parlent de diverses maladies auxquelles elles donnent naissance; ils mettent de ce nombre : les obstructions du foie, de la rate, du mésentère, du pancréas; l'œdème, la leucophlegmatie, l'ascite, l'hydropisie de poitrine, le scorbut, différentes altérations de la peau, etc., etc.; mais je ne connais personne qui se soit occupé à déterminer quelles de ces maladies accompagnaient le plus familièrement telle ou telle fièvre. Si c'est à tort que les anciens croyaient que chaque fièvre tirait son origine de l'altération ou de la surabondance d'une humeur particulière de l'économie, serait-il si hétérodoxe d'admettre que des fièvres intermittentes, chacune selon son type, affectent un organe particulier d'une manière plus évidente, mieux caractérisée? C'est du moins ce que j'ai cru apercevoir chez quelques malades; mais je n'ai point recueilli un assez grand nombre d'observations, faites dans des circonstances et des temps différents, pour en déduire aujourd'hui des résultats.

Des expériences suivies dans cette direction, au sein des grands hôpitaux qui reçoivent des fièvres paludéennes, seraient d'une grande utilité en venant éclairer le praticien dans le choix de ses moyens de traitement, dernière conclusion de toutes nos connaissances en médecine.

Comme toutes les fièvres intermittentes d'automne, n'importe le type, qui doit rester d'un intérêt fort secondaire, la fièvre quarte se montre toujours très-opiniâtre : il arrive souvent de la voir disparaître d'elle-même, après une durée de plusieurs mois, et après avoir été combattue sans succès par tous les secours connus, administrés de la manière la plus méthodique. Cette cessation a lieu brusquement, au moment où l'on s'en flatte le moins, et quand le malade a abandonné tout traitement.

J'ai réussi quelquefois à couper ces fièvres quartes rebelles, en faisant prendre aux malades 60 grammes de quinquina et autant de magnésie, dans l'intervalle de deux accès.

Telle est la fréquence des fièvres intermittentes d'automne sous le climat de Poitiers, que, résistant très-longtemps au spécifique, elles finissent, dans beaucoup de cas, par produire des obstructions au foie et à la rate; nulle part, excepté à Rochefort, dans la Charente-Inférieure, et sur les côtes du Malabar, à Bombay, je n'ai vu ce dernier viscère s'engorger et devenir aussi volumineux que dans nos contrées. Il me serait facile, n'était m'écarter de l'esprit dans lequel a été entrepris ce travail, de reproduire à l'appui de cette assertion les nombreuses observations que j'en ai recueillies durant les quatre années que je viens de passer dans une des localités de cet arrondissement; mais il me paraît superflu d'insister plus longtemps sur des faits que je suppose connus de tous les médecins de ce pays. Les malades dont les viscères se sont ainsi engorgés à la suite des retours fréquents de la fièvre intermittente éprouvent souvent une nouvelle rechute, occasionnée par la première impression du froid, et il est généralement vrai que, dans ce cas, les obstructions doivent être regardées comme une disposition aux fièvres intermittentes, et qu'elles concourent à les rendre plus opiniâtres et plus graves, parce que les viscères engorgés deviennent presque toujours, pendant la durée de l'accès, plus ou moins sensibles et douloureux. Il arrive même, lorsque les mouvements fébriles ont beaucoup d'intensité, qu'il survient une inflammation lente qui dégénère souvent en suppuration, et cause la mort, si de bonne heure on n'a pas eu recours aux moyens indiqués pour combattre la complication.

Ces obstructions sont souvent suivies, chez les vieillards et même chez quelques adultes, d'une maladie plus terrible encore, de l'hydrothorax ou de l'ascite. Dans un pareil état, l'hypérémie du foie, surtout de sa partie convexe, s'opposant à l'abaissement du diaphragme, amène un embarras extrême dans l'acte de la respiration, produit l'orthopnée, s'accompagne constamment de douleurs au creux de l'estomac, d'une toux oppressive, de l'expectoration d'une matière visqueuse et quelquefois sanguinolente, symptômes qui feraient croire à une lésion anatomique du poumon, si l'on n'examinait pas les hypocondres avec attention, et si l'on ne se rappelait pas bien, pour en tenir compte, les maladies antécédentes. Je me suis rarement trompé dans le diagnostic et le pronostic de ces sortes de cas, l'ouverture des cadavres m'ayant fait voir maintes fois les poumons très-sains, la poitrine pleine d'eau, le foie et la rate d'un volume énorme.

Mais qu'importe la science pour les malades, quand on n'en peut sauver aucun! Rien ne saurait exprimer les souffrances de ces malheureux sur la fin de leur carrière : ils ne dorment plus ni jour ni nuit, et on a beau leur mettre par derrière des matelas et des coussins, ils ne peuvent jamais rencontrer la vraie position qu'ils cherchent pour respirer ; ils se sentent manquer à chaque instant, et, pour se soutenir, ils demandent avec instance des aliments : leur en accorde-t-on, l'estomac, pressé, refoulé par le foie, ne peut plus supporter un poids devenu incommode, et le pauvre malade préfère bientôt l'assurance d'une mort prochaine à une nutrition si pénible.

Il est peu de remèdes pour des obstructions réelles et invétérées ; l'exercice, quand il est encore possible, et le changement d'air, en modifiant tout le système, rendent la position des malades au moins supportable. Les sucs d'herbes, le savon, la scille, unis aux toniques, sont utiles quand l'obstruction n'est encore qu'un engorgement. Dans quelques pays j'ai vu employer avec avantage les eaux minérales ferrugineuses.

Mais quand l'hépato-splénémie est déjà ancienne, les eaux minérales n'ont pas beaucoup plus de succès que les autres remèdes.

Soit à cause des obstructions dans les viscères du bas-ventre, ou de l'habitude que l'économie a contractée avec les fièvres d'accès, soit aussi à cause de l'action affaiblissante de l'atmosphère, de la nonchalance naturelle aux habitants de nos localités marécageuses, et de l'usage où l'on est, dans nos campagnes, de se nourrir, une grande partie de l'année, presque exclusivement d'aliments farineux, insipides, de poisson encaqué, pressé, souvent altéré, de viande de porc salé, les constitutions y ont assez généralement une tendance aux affections strumeuses et scorbutiques ; on la trouve surtout très-marquée parmi les classes les moins aisées de la population, celles qui exercent des professions sédentaires, qui font le moins d'exercice, qui habitent les bas quartiers de la ville, sont logées dans des chambres humides où l'air est difficilement renouvelé. Cette prédisposition aux strumes et au scorbut n'a peut-être pas été assez remarquée des médecins du pays ; elle a échappé à beaucoup d'entre eux, du moins dans la circonscription où j'ai été à même de puiser les éléments de mes convictions à cet égard.

Cependant, si on fait attention au teint pâle et blafard de beaucoup d'individus appartenant à la classe que nous avons indiquée, à leur amour pour l'inaction, on ne peut s'empêcher de reconnaître que la fibre musculaire a chez eux peu d'énergie, qu'elle est privée du ton qui constitue le véritable état de santé; déjà dans cet état de détérioration de la constitution on doit voir le premier degré de diminution du principe vital, une sanguification appauvrie, une hématose incomplète. Les observations de Lind, de Milmann, du capitaine Cook, de MM. Fodéré, Keraudren, Rochoux, du professeur Forget de Strasbourg, ont démontré jusqu'à l'évidence que l'atmosphère humide et impure est une première et principale cause de scorbut, laquelle agit en affaiblissant les solides, et en intervertissant par là l'ordre des sécrétions et des excrétions, d'où naissent tous les symptômes secondaires. Eh! quoi de plus propre que l'air des marais de notre Poitou, froid et humide en hiver, chaud et humide en été, et de plus surchargé, dans cette saison, de gaz délétères, pour produire cette cruelle maladie? C'est, on n'en peut douter, dans cet état de l'atmosphère et dans l'inertie qu'il communique au corps humain, qu'il faut chercher la raison pourquoi beaucoup de médecins de ce pays ne font pas observer à leurs malades une diète aussi sévère que dans des endroits secs et élevés; pourquoi les malades demandent avec instance du vin et des aliments fortifiants pour obvier, disent-ils, à l'extrême faiblesse qu'ils éprouvent; pourquoi, enfin, beaucoup de maladies fébriles sont accompagnées de pétéchies.

La vermination est un autre symptôme qui accompagne souvent ces mêmes affections dans ce pays, et auquel on est toujours obligé de songer au lit des malades. Je l'en crois tellement inséparable, surtout chez les enfants, qu'il m'a toujours paru qu'on négligeait beaucoup trop l'emploi des préparations mercurielles ou des autres moyens spécifiques dans le traitement des fièvres de ces contrées.

Fièvres d'accès ordinaires.

Les fièvres intermittentes de ce pays doivent se diviser, ici comme ailleurs, pour le traitement méthodique, en fièvres intermittentes *automnales* et en fièvres de *printemps*.

Les premières commencent au mois de juillet et se terminent ordinairement en février; les autres commencent en février et se terminent en juin, à moins qu'elles ne deviennent automnales.

Les fièvres de printemps ne sont pas plus *pernicieuses* à Poitiers que dans tout autre pays, à moins qu'elles ne prennent le type de *subintrantes* par la faute du régime ou d'un traitement mal dirigé. Cependant, au mois de mai ou de juin, si le temps est chaud, il n'est pas rare de leur voir prendre un mauvais caractère, ce qui n'arrive jamais dans les mois de *février, mars* et *avril*, où les fossés, les canaux et les prairies basses sont constamment remplis d'eau pure et ne contiennent aucun principe malfaisant.

Ces fièvres n'exigent pas l'usage du quinquina pour les dissiper; elles disparaissent souvent d'elles-mêmes. D'autres fois on voit des fièvres tierces céder tout à coup à une saignée ou à un vomitif, quand le mal de tête et la pléthore exigeaient l'une, et que la saburre des premières voies rendait l'emploi de l'autre indispensable.

Il n'en est pas de même des fièvres *automnales :* il est rare qu'elles ne soient pas *quartes, doubles quartes* ou *doubles tierces.* De ce dernier type, j'en ai vu en février et mars qui avaient duré tout l'été, tout l'automne et tout l'hiver, après avoir résisté à plusieurs grammes de quinine que les malades avaient eu la patience de prendre, et les médecins la constance d'ordonner.

On reconnaît aisément à leur facies les malheureux habitants de nos campagnes et les pauvres colons qui en ont été attaqués : ils ont le visage jaune et décharné, les yeux creux, le ventre saillant, les jambes sèches et quelquefois les pieds enflés.

Si l'on veut s'obstiner à continuer l'usage du quinquina dans des fièvres aussi rebelles et sur des constitutions qui y sont habituées, la fièvre prend bientôt le type de *continue.*

Je crois, d'après ma propre expérience, pouvoir donner comme une règle générale que, dans ces cas et toutes les fois que les hypocondres sont enflés, qu'il existe particulièrement une sorte d'intumescence de la rate, il faut absolument renoncer aux préparations de quinquina, à moins que la fièvre ne soit *pernicieuse.*

Les bons praticiens doivent se borner alors à prescrire une eau amère et laxative, composée, si l'on veut, d'une dissolution de sulfate

de magnésie dans une infusion de camomille, de petit chêne, de cen-
taurée.

Fièvre continue pétéchiale. — Fièvre typhoïde.

Il n'est pas rare que cette fièvre revienne périodiquement pendant
une suite d'années pour régner dans ce pays-ci endémiquement. On en
sera peu surpris, si l'on jette un coup d'œil sur la nature des causes qui
la produisent. On doit d'abord considérer qu'elle est particulière aux
pays humides, et qu'elle règne dans plusieurs contrées dont la constitution médicale ressemble beaucoup à la nôtre. On doit noter également
qu'elle paraît sous notre climat sur la fin de l'hiver, dans le printemps
et au commencement de l'été, époque à laquelle elle est remplacée par
des fièvres d'une nature différente et propres aux circonstances de la
saison. Or, on peut supposer que l'état froid et humide de l'atmosphère,
qui domine pendant l'hiver, en supprimant la transpiration, concentre
au dedans du corps l'excès de calorique et les gaz qui en sortent jour-
nellement pour se combiner avec les fluides de l'économie ; mais, la
saison devenant moins rude et la chaleur du printemps mettant tout en
expansion, ce calorique et ces gaz excédants tendent à se développer,
produisent l'état fébrile dans lequel consiste cette effervescence. Quelque
fréquente que soit parmi nous la constitution des fièvres *continues-
typhoïdes* en hiver et au printemps, elle n'est cependant ni aussi exacte
à revenir, ni d'une aussi longue durée que la constitution des fièvres
intermittentes, *subintrantes* et *rémittentes*, lesquelles sont essentiellement des maladies endémiques du climat de Poitiers.

Fièvres intermittentes et rémittentes pernicieuses.

La constitution qui fait naître ces fièvres s'établit suivant que les
chaleurs viennent plus tôt ou plus tard, à la fin de mai ou dans le mois
de juin, et se termine au mois de décembre. Elle sert, pour ainsi dire,
de queue à la constitution précédente, dans laquelle, comme on l'a vu,
la fièvre *continue* prend sur la fin le type intermittent. Au commencement de l'été, dès que l'on coupe les foins, plus encore quand on
coupe les blés, ces fièvres commencent à paraître. Alors les fossés, les

étangs et les marais sont presque à sec; la végétation languissante se recouvre de couleurs pâles; elle ne contribue plus à fournir à l'atmosphère cet air pur qui contrebalance la quantité d'hydrogène azoté qui se forme à chaque instant; la fibre animale tombe dans l'engourdissement; elle est comme plongée dans un bain de vapeurs somnifères qui détruisent son irritabilité; le sang, raréfié dans ses vaisseaux, qui n'opposent plus qu'une faible résistance, circule lentement et fait éprouver une pesanteur insupportable.

De quelles calamités ne serions-nous pas affligés, si de temps en temps les couches d'air supérieures à notre atmosphère, en soutirant le calorique qui l'embrase, n'excitaient pas ces bourrasques, ces ouragans, qui mettent la nature animée à son aise, après l'avoir fait trembler! On ne peut se refuser à l'idée que, si ces perturbations météorologiques détruisent d'un côté, en certains endroits, l'espérance du laboureur, et compromettent trop souvent, par de soudaines surprises, l'existence de l'homme de mer en mettant en défaut sa vigilance, ce ne soit à elles, d'un autre côté, que les pays marécageux doivent de n'être pas plus meurtriers qu'ils le sont.

L'atmosphère de ces lieux agit donc en diminuant l'énergie de la puissance motrice, à la manière des sédatifs; et ce commencement de mort, réveillant les forces conservatrices de la nature, devient la cause prochaine de cette heureuse réaction qui se répète plus ou moins souvent.

Cette théorie est appuyée sur la contemplation des phénomènes qui ont lieu dans les fièvres dont je vais parler, et sur la nature des remèdes qui, éloignant la cause prochaine, font cesser la réaction, devenue inutile, sinon nuisible.

Différence de ces fièvres.

Les fièvres d'accès, *pernicieuses*, les fièvres *subintrantes* et les fièvres *rémittentes*, ne diffèrent entre elles que par le plus grand ou le plus petit intervalle qui sépare un paroxysme de l'autre. Les premières sont rarement simples dans notre pays, ou plutôt elles deviennent très-vite *doubles* ou *triples*. J'ai vu plusieurs cas de fièvres doubles-tierces dont les paroxysmes duraient **24** heures, avec une rémission suivie aussitôt d'un nouveau paroxysme qui en durait autant, c'est-à-dire qui étaient devenues tout de suite fièvres *rémittentes*. Cependant, quelques jours auparavant, le malade n'avait pas eu une fièvre décidée ; mais il s'était senti plus mal à son aise : un jour, oui, et l'autre, non. Il est à remarquer que c'est après des accès assez bénins en apparence que les fièvres intermittentes *pernicieuses* offrent tout à coup des symptômes très-effrayants et souvent funestes. Il est même très-ordinaire de voir la *perniciosité* se déclarer dans ces fièvres au moment où on s'y attend le moins. Aussi, dans la saison où elles règnent, le praticien doit-il redoubler de prévoyance et apporter la plus grande attention aux signes qui annoncent ce caractère dès le début.

Les fièvres *subintrantes* sont composées de *trois* paroxysmes rentrant l'un dans l'autre : l'un commence le matin, à *huit heures* ; le second, à *midi*, une heure ; le troisième, à *onze heures* du soir, plus ou moins uniformément. Ayant plusieurs fois examiné scrupuleusement les malades, tant de jour que de nuit, j'ai trouvé que c'étaient là les heures les plus ordinaires des paroxysmes fébriles subintrants.

Quoi qu'il en soit, ces fièvres s'annoncent plusieurs jours à l'avance par des symptômes de langueur et de faiblesse ; le malade se sent affaissé, il n'a point d'appétit, point de goût pour le travail ; la vue lui manque à chaque instant ; la tête lui tourne, les jarrets lui font mal ; après le moindre mouvement, il éprouve une sueur froide, des tremblements, des maux de cœur ; il voudrait toujours dormir : enfin le paroxysme se décide ; mais ce n'est pas un froid violent comme dans les fièvres du printemps ; ce ne sont que des frissons accompagnés d'angoisses, de malaise et de douleurs dans les articulations ; ce froid léger dure peu ; il est bientôt suivi d'une chaleur cuisante, d'un léger mal de tête, d'un pouls plus fréquent que dur, ce qui annonce que la réaction est faible ; la langue est quelquefois jaune, mais plus souvent blanche ; les yeux sont fixes et hagards, les urines troubles. Pendant toute la durée du paroxysme, le malade est tourmenté d'envies de vomir, sans qu'il ait à vomir ; la sueur a lieu chez quelques-uns dès le commencement du chaud, sans apporter aucun soulagement ; bien loin de là, au contraire, ces paroxysmes sudatoires sont ordinairement les plus longs.

Dans d'autres, la peau est sèche comme du chagrin, et ne devient jamais humide; à ceux-là la poitrine et le cerveau sont bientôt affectés d'inflammations érysipélateuses qui font périr les malades, si l'on n'y prend garde en prévenant le retour du paroxysme. La période d'intermission arrivée, et avec elle les symptômes les plus graves dissipés, on voit les malades conserver encore une partie de l'accablement et des lassitudes spontanées qu'ils avaient pendant l'accès. Cette persistance est une annonce presque certaine du caractère dangereux de la maladie. Cet état est d'autant plus fâcheux pour les malades, qu'il les porte, trompés qu'ils sont par une fausse sécurité, à négliger les remèdes qui leur sont conseillés, et dont l'administration ne comporte aucun retard.

C'est ordinairement au *troisième accès* que les accidents pernicieux se déclarent, rarement au *quatrième*, plus rarement encore au *deuxième*. Les malades meurent rarement dans le *premier accès*, souvent dans le *second accès*, lorsque dans l'intervalle qui l'a précédé on n'a pas fait usage du quinquina à haute dose. Si le *troisième accès* n'est pas fatal, et qu'on continue le quinquina, il est rare qu'on observe le *quatrième*, ou, s'il paraît, il est presque toujours suivi d'une crise salutaire.

Mais quand on est exposé immédiatement à l'action délétère des miasmes marécageux, on est saisi de tous ces maux à la fois et d'une manière plus brusque. J'ai pu, pendant une station à la Goulette, en 1840, comme chirurgien major du vaisseau le *Neptune*, sous le commandement de l'amiral le Ray, chef de la division mouillée sous le cap Carthage, constater des faits remarquables de cet ordre, et comparables à ceux que, quinze ans auparavant, j'avais été à même d'observer à Rochefort, dans des conditions absolument identiques quant à la disposition des lieux et à la saison. Ainsi j'ai vu, dans ce dernier pays, les soldats d'infanterie en sentinelle, ou les forçats à leurs travaux, se sentir tout à coup saisis d'un violent mal de tête et de frissons, et tomber sans connaissance. Aux mois de juillet, d'août et de septembre, le thermomètre marquant, dans le port, 30 et jusqu'à 33° centig., on était souvent obligé de relever les sentinelles après une heure de faction; enfin, j'ai vu, étant prévôt de l'hôpital de la marine, en 1831, arriver chaque jour, durant la saison caniculaire, jusqu'à 40 et 50 malades attaqués des mêmes accidents.

Comme je viens de le dire, il m'était réservé d'observer plus tard, sous le ciel d'Afrique et sous l'influence des mêmes causes, les mêmes effets, et tout aussi soudains, sur l'équipage du *Neptune*, devant Tunis, quand il arrivait d'envoyer les hommes en corvée à terre, soit pour y faire de l'eau, soit pour y prendre des vivres frais destinés à la consommation journalière du bord, pendant les fortes chaleurs de juillet, août et septembre; et, pour qui connaît la situation respective des lieux, et en particulier celle du port de Tunis, avec son vaste lac aux eaux dormantes et méphitiques, ses salines abandonnées de l'île Cothon, ce rapprochement semblera tout naturel.

Danger sans pyrexie.

La fièvre, c'est-à-dire l'état fébrile du pouls, n'a pas toujours lieu, quoique le malade soit en danger. Au lieu de se développer par une réaction, il devient lent et faible, avec la langue sèche et noire; les yeux perdent leur expression, et le malade tombe dans une sorte de léthargie. Cet état peut durer plusieurs heures, après lesquelles la langue redevient humide et le malade recouvre le sentiment. Mais sans doute ce paroxysme serait enfin funeste, si on ne le prévenait pas, et tel aurait été le sort de bien des personnes qui m'ont présenté ces accidents, si je ne m'étais empressé d'y apporter le remède indiqué.

D'autres fois ce sont des céphalalgies opiniâtres qui reviennent périodiquement et sans pyrexie, et qui prennent tout à coup un caractère si aigu et si insolite, que les malades tombent dans un délire furieux. Ces céphalalgies attaquent ordinairement les jeunes gens et les hommes robustes, et ne cèdent qu'au fébrifuge.

Ces fièvres sont souvent encore accompagnées d'autres accidents alarmants, tels que la dyspnée, des envies fréquentes de vomir ou une diarrhée incommode; mais ce ne sont là que les symptômes du paroxysme fébrile, qui disparaissent avec lui entièrement par l'usage du quinquina, ainsi que Torti nous l'a enseigné, et comme je l'ai expérimenté moi-même maintes fois, guidé par ce grand maître.

Mais le symptôme inséparable de ces sortes de fièvres, c'est la faiblesse, l'atonie, la diminution de la faculté de sentir et d'agir. Toujours
très-graves, *elles* détruisent plus un malade en huit jours qu'une autre fièvre pendant la durée d'un mois. On voit les malades qui en sont atteints,
étendus sur leurs lits, les bras et les jambes pendants, le visage pâle et
inerte, le regard éteint, toute l'habitude extérieure comme frappée d'a-
néantissement; et s'il leur arrive de vouloir se lever pour quelques
besoins, ils tombent sans connaissance. Cette diminution d'irritabilité
n'a pas seulement lieu avec la fièvre, elle subsiste encore très-longtemps
après la guérison. Il reste chez tous les convalescents une altération
profonde dans les organes du goût, de l'ouïe et de la vue, qui ne dis-
paraît que fort lentement; les yeux sont ternes et sans éclat; la pupille
est dilatée et peu susceptible de contraction; il survient aussi à quelques malades des furoncles et d'autres éruptions cutanées.

Il est difficile d'établir combien de temps durerait une fièvre *subin-
trante* ou *rémittente*, si on la laissait à elle-même : 1° parce qu'il est
toujours difficile de savoir au juste depuis quand la maladie a réellement commencé; 2° parce que j'ai toujours fait mes efforts pour lui
couper chemin le plus vite possible, dès que j'en ai reconnu le caractère. Je puis seulement dire le temps que la maladie a duré, malgré la
médication appropriée, chez des malades traités à diverses époques et
dans des lieux différents, soit dans la Charente-Inférieure, sur les côtes
septentrionales d'Afrique, le long du littoral des possessions anglaises,
dans la presqu'île du Gange, et, dans ces dernières années, aux environs de Poitiers. Aux uns, la fièvre a disparu au bout de *dix* jours; aux
autres, le *quatorzième* jour, et, chez aucun, elle n'a jamais dépassé le
vingt-unième.

D'après la gravité des symptômes dont ces fièvres sont accompagnées,
il n'est pas douteux qu'elles ne dussent être promptement funestes, si
l'on n'employait pas, pour les dompter, la méthode vigoureuse dont je
parlerai bientôt. Mais au moyen de cette méthode, dont Torti et Morton sont les inventeurs, et qui ne m'a presque jamais manqué, ces fièvres
ne deviennent pas plus dangereuses que la maladie vénérienne, dont on
connaît le spécifique. Les nombreuses observations que j'en ai recueillies
et que je possède en sont pour moi une preuve évidente.

Néanmoins, pour avoir une idée juste du succès qu'on peut se promettre dans chacune de ces fièvres, il faut bien distinguer les *subintrantes* d'avec les fièvres *rémittentes* : les premières, étant composées de *trois* paroxysmes, et ayant par conséquent *trois* rémissions par jour, permettent l'emploi d'une plus grande quantité de fébrifuge ; au lieu que les dernières n'ayant que *deux* rémissions dans les *vingt-quatre* heures, et souvent très-courtes, on ne peut en introduire qu'une très-petite quantité, ce qui fait que la guérison est beaucoup plus retardée et donne moins d'assurance au médecin, tandis qu'il peut toujours en avoir beaucoup dans les fièvres *subintrantes*, quelle que soit la gravité des symptômes qui les accompagnent, pourvu que le malade soit docile.

Je ne chercherai pas les raisons pour lesquelles les fièvres d'accès du printemps guérissent souvent d'elles-mêmes et sans remèdes, et pourquoi les fièvres dont il s'agit exigent une méthode de traitement aussi vigoureuse et aussi prompte. Mais, partout où je les ai rencontrées, à Tunis, à Nauplie, au fond du golfe d'Argos, près des marais de Lerne, à Tripoli de Syrie, à Laodicée, à l'embouchure de l'Oronte, aux îles Salcettes, le long des côtes du Malabar, à Sainte-Marie de Madagascar, à Civita-Vecchia, à Rome, à Rochefort, comme à Poitiers et les environs, je soutiens que les fièvres d'été et d'automne, et toutes celles qui sont l'effet de l'impression d'un gaz ou de tel autre agent délétère sur la fibre animale, sont des maladies qu'il faut arrêter dans leur cours aussitôt qu'il s'en présente l'occasion. Je ne saurais assez dire et répéter que le praticien ne doit pas se laisser guider par des apparences de saburre que lui présente chaque jour la langue, son aspect rôti, sa sécheresse ; car ce ne sont là que des symptômes hypérémiques qui acpagnent la fièvre, et qui dureraient jusqu'à la mort si on négligeait le période pour s'occuper d'eux. Cela est si vrai qu'aussitôt que la fièvre est coupée à la faveur du spécifique, la langue redevient belle, que l'amertume de la bouche se dissipe, quoique le malade reste quelquefois cinq à six jours sans aller à la selle.

Des cas où le quinquina est utile, et de ceux où il ne convient pas.

On entend encore de nos jours certains médecins imbus des

croyances d'un vulgaire ignorant s'écrier qu'en donnant en si peu de temps une si grande quantité de fébrifuge, on étrangle, il est vrai, la fièvre, mais qu'on fait naître des obstructions! Qu'il me soit permis de joindre mon témoignage à celui des grandes célébrités qui m'ont précédé en cette matière. Je n'ai jamais vu, pour mon compte, que le quinquina ait produit les accidents qu'on lui attribue, quoique je m'en sois beaucoup servi. J'ai vu au contraire que, lorsqu'il existait des obstructions avec fièvres périodiques, si on avait le bonheur de faire cesser les accès par le quinquina, le volume du foie et de la rate, engorgés, diminuait notablement et finissait par disparaître, bien que lentement, dans beaucoup de cas. Nous voyons au contraire tous les jours, comme une vérité constante, que c'est la fièvre qui produit les obstructions, et que plus on lui laisse faire de progrès, plus les viscères abdominaux prennent d'accroissement; et mieux, plus on purge dans ces cas, plus on émétise, plus sévère est la diète qu'on ordonne, sans penser à étouffer l'habitude du période qui s'empare du corps, plus de jour en jour on voit ces viscères se gonfler, la peau du visage devenir jaune et se tanner.

Qu'on emploie, je le répète, le quinquina dès le début de la fièvre pour en arrêter les progrès, et rien de tout cela n'arrivera. Qu'on n'accuse donc pas ce remède héroïque de produire des obstructions, tandis qu'il en empêche la naissance en suffoquant la fièvre : il peut se faire que son usage soit accompagné de cette complication; mais alors c'est l'effet de l'impéritie ou de la timidité de celui qui se mêle de guérir, lequel, ou ne l'aura pas employé en assez grande quantité, ou se sera obstiné à en faire usage quand il ne convenait pas à la nature de la fièvre. Dans tous les cas, celle-ci continuant produit des obstructions; mais dire que c'est le quinquina, parce qu'elles ont lieu pendant son usage, c'est faire ce faux raisonnement : *Post hoc, ergo propter hoc.*

Quantité de quinquina à laquelle il faut se borner.

Il faut se borner à une quantité modérée; car, si on s'aperçoit que ce tonique n'est pas le remède suffisant et approprié à la nature de la cause prochaine de la fièvre, loin de s'obstiner à en multiplier les doses, on devra en discontinuer l'usage. Nous avons pu remarquer plus d'une fois que quand le quinquina n'était pas utile, il nuisait, en aggravant les maux que la fièvre a produits. Lorsque six grammes de sulfate de quinine n'ont pas suffi, il faut y renoncer ; autrement ce serait faire mépriser cet agent précieux de la matière médicale, en le faisant considérer faussement comme cause des obstructions qui se forment quelquefois rapidement ; tandis qu'étant bien administré lorsqu'il est indiqué, il peut les prévenir, et partager même avec les autres toniques la puissance de les guérir, pourvu qu'il n'existe pas déjà des lésions anatomiques trop profondes, des dégénérescences squirrheuses.

Cas de fièvres d'accès où le quinquina ne convient pas.

Il est des cas où, au lieu d'employer le quinquina, on a recours à une méthode inverse et qui est généralement couronnée de succès. Je crois être fondé à poser comme une règle générale dans les fièvres d'été ou d'automne : 1° qu'on doit administrer ce remède le plus tôt possible et sans rien craindre, à doses suffisantes, toutes les fois que la fièvre, étant récente, affecte un type décidément périodique ; 2° qu'au contraire on doit en abandonner l'usage quand, après en avoir pris une certaine quantité, comme 4 à 6 grammes (de l'alcoloïde), le malade ne guérit pas ; car on se ferait une grande illusion si on croyait que le quinquina réussit dans tous les cas ; 3° on doit pareillement y renoncer quand la fièvre a déjà duré longtemps, soit qu'on n'ait pas administré le fébrifuge, soit qu'on l'ait mal administré ou que la fièvre n'ait pas voulu lui céder : alors, si on croit devoir encore recourir au quinquina, il faut se contenter de le faire, comme le prescrit Torti, non à titre d'anti-périodique, mais comme tonique, à petite dose ; 4° enfin, quand les obstructions du foie ou de la rate, des glandes mésentériques, ont acquis une dureté notable approchant de celle du squirrhe, accompagnée de la maigreur du visage et de celle des jambes ou de leur enflure, quel que soit le type intermittent que la fièvre ait conservé, on est presque sûr de la voir se changer en *continue*, si on persiste à employer le fébrifuge.

J'ai vu commettre souvent cette faute, et dans mes premières années de pratique je ne suis pas exempt de l'avoir commise moi-même. Ici, loin de recourir au régime tonique, il faut appeler à son aide la classe des émollients et des adoucissants ; on se prépare ainsi une voie pour revenir à ce régime, ce qui ne manque jamais d'arriver et de réussir, à moins que le cas ne soit désespéré.

De l'administration du quinquina dans les fièvres rémittentes.

Il ne faut pas avoir moins de sagacité et de prudence pour employer à propos le quinquina dans les fièvres qui ont une apparence de continuité, et contre lesquelles il devient tantôt un remède souverain et tantôt un remède non-seulement inefficace, mais encore nuisible. Pour éclairer les médecins dans cette pratique, Torti a laissé la règle suivante :

« Tota difficultas, dit-il, reducitur ad primos dies in quibus aliquandò non priùs intermittens est febris, ac in continuam migret, qui casus non infrequens est in praxi : immò sæpissimè plures acutæ febres sic incipere consueverunt (neque enim semper oriuntur continuæ essentialiter, neque semper tales paulopost deprehenduntur), idque præsertìm contingit iis tempestatibus et constitutionibus, quibus intermittentes febres solent vigere, putà æstate, automno, aut vere, rariùs verò hyeme, quo tempore febris continua ut plurimùm vere continua oritur et sibi semper, si non æqualis, saltem valdè similis : secùs aliis temporibus, ut dicebam quibus potiùs videtur, quod febres suàpte naturâ oriantur intermittentes, nec nisi per accidens etsi quamcitò, in continuas degenerent. Therap. spec., livre IV, ch. V, pag. 249, 4ᵉ édit., 1744. »
Torti conseille, dans ce dernier cas, de recourir au quinquina et d'être très-réservé sur son usage dans les fièvres continues d'hiver, quand même on observerait quelque rémission.

L'observation du professeur de Modènes est en général très-juste, surtout dans son pays ; mais elle ne suffit pas pour nous bien guider dans tous les cas particuliers.

1° Étant aujourd'hui fort douteux que les fièvres essentiellement *continues* existent dans la nature, mais paraissant au contraire qu'elles sont composées d'un paroxysme de vingt-quatre heures qui finit où commence son suivant, il suit de cette doctrine que le type périodique pourrait bien être infiniment plus répandu que ne le croyait Torti ; ce qui donnerait en spéculation un bien plus vaste champ à l'administration du quinquina parmi les médecins qui le considèrent comme l'antidote du période.

2° On se tromperait beaucoup, si on croyait que les fièvres dites continues d'hiver n'exigent jamais le quinquina; j'ai vu plusieurs cas de ces fièvres, dans cette saison, où les malades ont dû uniquement leur salut à l'emploi de l'alcoloïde.

En *troisième lieu*, on s'exposerait pareillement à commettre de grandes erreurs à Poitiers, dans la saison et durant la constitution des fièvres rémittentes, si on voulait alors employer indifféremment le quinquina dans tous les cas qui se présentent; je n'ai jamais songé à le mettre en usage pour le traitement essentiel des fièvres typhoïdes, à moins que ce ne fût à leur dernière période, et j'ai été souvent témoin des fâcheuses conséquences qu'avait cette méthode appliquée intempestivement à ces sortes de cas de la part de quelques médecins qui se fondaient sur une apparence de période pour prescrire le fébrifuge.

Quatrièmement, à supposer même que le type périodique du commencement des fièvres suffise pour nous autoriser à admettre le fébrifuge, nous ne sommes pas toujours assez heureux de pouvoir le constater. Il est toute une classe de malades, assurément la plus nombreuse, parmi laquelle il devient fort difficile, quelquefois impossible de saisir comment la fièvre a débuté; ce n'est jamais qu'après plusieurs jours d'invasion qu'on songe à faire appeler le médecin, réduit à se contenter d'une exposition toujours vague, incertaine, quand elle n'est pas contradictoire, pour établir son diagnostic; enfin, dans nos bourgs et dans nos villages, beaucoup d'hommes livrés aux travaux des champs et rudes à la peine attendent jusqu'au moment de n'en pouvoir plus, ainsi que je les ai entendus en faire eux-mêmes l'aveu, pour se déclarer malades; et il arrive souvent alors qu'ils sont peu en état de se rappeler et de raconter au médecin ce qui s'est passé avant qu'ils fussent obligés de s'aliter. Ce n'est par conséquent que sur un petit nombre de personnes de la société qu'on peut s'assurer du commencement de la fièvre par une *intermittence*, tandis que la gravité du sujet exige une règle plus générale.

Indices pour l'administration du quinquina.

Quel indice aurons-nous donc pour administrer le quinquina avec précision, l'éviter là où il est inutile, et l'employer là où il est réellement un remède héroïque ? Je crois qu'on peut reconnaître l'opportunité ou le moment de son administration aux caractères suivants : à la rémission et à l'exacerbation très-marquées de la fièvre, aux symptômes de faiblesse qui dominent chez le malade.

Je m'explique : quoique toutes les fièvres *continues*, que nous nommerons *rémittentes obscures*, aient une légère rémission le matin, c'est-à-dire que le malade soit un peu moins mal, il n'éprouve pas cependant ce mieux qui accompagne la rémission des fièvres vraiment périodiques : il n'y a pas ce relâchement général, cette douce transpiration, cette cessation de malaise qui annoncent que la fièvre est terminée ; l'exacerbation n'est non plus ni aussi marquée, ni aussi distincte que dans les fièvres d'un type périodique parfait ; la fin du paroxysme précédent se confond avec le commencement du paroxysme suivant, *sans frisson* : il n'y a que le médecin exercé qui connaisse l'arrivée du nouveau paroxysme à la sécheresse augmentée de la langue, à un degré de plus de chaleur que ses doigts aperçoivent, si on peut ainsi dire, sur les bras du malade, avant même de les avoir touchés, et à une certaine allure que prend toute l'habitude extérieure du corps, plus facile à reconnaître qu'à définir.

Au contraire, les rémissions des fièvres franchement périodiques sont très-marquées : les fièvres proprement *rémittentes* en ont *deux* par jour, et les *subintrantes trois* ; quoique le malade ne soit pas tout à fait sans fièvre, parce que, quand le paroxysme est entièrement fini, un nouveau commence, et qu'il n'y a entre l'un et l'autre qu'un instant imperceptible, cependant il éprouve un bien-être très-sensible ; le pouls est ouvert, souple, ondoyant, et une douce moiteur, si ce n'est pas une sueur, se répand universellement sur le corps. A la nouvelle exacerbation, le malade lui-même et les assistants en connaissent aussi bien l'approche que le médecin : le plus souvent, quand le frisson n'est pas général, il se fait du moins sentir aux jambes et à l'épine du dos ; et si ce n'est pas un frisson bien déterminé, c'est toujours un fourmillement et une sorte d'inquiétude qui se font sentir à ces parties, et qui annoncent l'arrivée du paroxysme. La tête, qui tout à l'heure était libre et légère, devient lourde et s'embarrasse ; les sensations sont moins vives ; enfin survient une forte chaleur accompagnée de la rougeur et de la turgescence du visage. Tous ces caractères sont très-distincts, et quand ils ne le sont pas, le médecin ne doit pas se hâter d'administrer le quinquina. La faiblesse est le second indice auquel le médecin reconnaîtra si la fièvre qu'il traite est de nature à céder au quinquina ; la connaissance de la cause éloignée et de la cause prochaine de la maladie lui servira beaucoup pour distinguer si la faiblesse est réelle ou si elle n'est que symptômatique, c'est-à-dire produite par l'embarras des premières voies, qu'il suffit de nettoyer pour détruire le symptôme.

Il n'est pas douteux que toutes les fièvres, même les fièvres intermittentes, n'aient des causes éloignées très-différentes, et que toutes ne produisent pas la faiblesse ; mais nous savons que les effluves marécageux, les émanations des corps végétaux ou animaux en dissolution, les miasmes qui s'exhalent du corps de l'homme attaqué de certaines maladies, agissent de suite en détruisant le ton de la fibre animale, comme le font les gaz non respirables. Toutes les fois donc que nous présumerons que le fébricitant a été exposé à l'action de l'une de ces causes, on pourra considérer l'affaissement où se trouve en lui la puissance motrice et sentante comme une faiblesse réelle et non symptômatique qu'il faut tâcher de combattre particulièrement par tous les moyens que nous connaissons pour lui être opposés, quel que soit même le type sous lequel elle se présente ; et c'est alors que le quinquina, comme le tonique par excellence, devient un remède divin, qui ne peut être suppléé par aucun autre, et dont il serait barbare de se passer.

Le médecin n'agit qu'*à tâtons* et d'une manière, je dirai indigne de la médecine rationnelle, quand il oppose l'écorce péruvienne au paroxysme fébrile, simplement parce qu'elle est anti-périodique : il manque souvent son but, car l'expérience a prouvé que le quinquina n'est pas nécessairement l'antidote du période, mais qu'il l'est seulement de quelque cause prochaine de ce période ; il réussit toujours, au contraire, et il agit avec clarté, quand il oppose ce tonique à la faiblesse, ou, si

l'on veut, au défaut d'irritabilité normale qui constitue la cause prochaine de la fièvre. Tels sont à mon avis, et d'après mon expérience,
les indices les plus sûrs pour servir de guide au médecin dans l'administration du quinquina sous toutes les formes, dans toutes les saisons,
dans tous les pays, et dans les diverses constitutions fébriles.

Ces considérations sur l'air et les maladies de Poitiers et de ses environs prouvent, ce me semble, ainsi que je l'ai d'abord exposé, que ce pays
n'est pas très-salubre. Les registres de l'état civil le prouvent encore
mieux : j'ai trouvé que sur un population de 26,700 habitants que comprend aujourd'hui la ville, et d'après un calcul fait et basé sur les dix
années qui viennent de s'écouler, la mortalité, bien qu'affectant une
progression numérique sensiblement décroissante, était encore de 6 à
8 pour 100, soit le 34e environ du chiffre total de la population.

Si communément le nombre des naissances, considéré dans la révolution de chaque année, et notamment depuis ces 2 à 3 dernières périodes décennales, l'emporte sur celui des décès, cette différence est peu
sensible ; et je dois dire aussi, pour être exact, que quelquefois le
contraire a lieu, sans qu'on puisse attribuer ce résultat à des causes qui
ne seraient qu'accidentelles et autres que celles qui prennent leur source
dans la constitution ordinaire du climat ; de telle sorte que pour Poitiers
il résulte, au point de vue de la statistique à établir, que l'excédant
qui se fait remarquer depuis plusieurs années, et suivant un ordre
constamment progressif, dans sa population, serait moins dû à un accroissement proportionnel des naissances sur les décès qu'à une autre cause,
à la domiciliation, par exemple, dans la ville, de nouveaux regnicoles.

C'est du moins ce qu'est venu démontrer à mes yeux l'examen
comparatif des tableaux des naissances et des décès [1], tenus à la mairie
avec un ordre et un soin dignes d'éloges, dans la division des employés
de l'état civil, et dont je dois la communication à la bienveillance
particulière et empressée du chef de bureau, à l'honorable M. Bernard.

Ces mêmes registres offrent, il est vrai, quelques exemples de
longévité, d'existences dépassant 90 *ans* ; mais, en les comparant avec
ceux des personnes qui n'ont pas atteint 50 *ans*, on voit que la plus
grande mortalité a lieu jusqu'à cet âge.

---

[1] Voy. Pièces justificatives à la fin du volume.

Nous avons fait connaître le danger du voisinage des marais ou des eaux stagnantes pour les habitants de notre territoire ; nous avons indiqué, avec tous les développements que nous a paru comporter le sujet, et cherché à déterminer les meilleures méthodes à suivre dans le traitement des maladies propres au climat de Poitiers, et notamment des fièvres miasmatiques.

Remplie bien ou mal, cette partie de la tâche que nous nous étions imposée en commençant ce travail, nous allons, pour le compléter, essayer de dire sommairement les moyens de prévenir, sinon entièrement, le retour de ces diverses maladies, du moins d'en écarter les accidents qui en font, selon nous, tout le danger, quand elles se sont manifestées.

Le meilleur moyen de se soustraire aux influences pernicieuses que nous avons signalées consiste à en tarir les sources et à en supprimer les foyers, soit en comblant les marais, soit en procurant un libre cours aux eaux stagnantes pour parvenir à en obtenir le desséchement, et en rendant ainsi à l'agriculture, à l'aide de la science économique bien entendue, pour être fécondés, des terrains jusque-là abandonnés et improductifs, soit en faisant des plantations d'arbres élevés et touffus, situés de manière à mettre le lieu habité à l'abri du vent qui a passé par les marais[1].

La culture du sol, en modifiant sa nature, change les rapports respectifs de la terre avec l'atmosphère ; par d'ingénieuses combinaisons, un heureux artifice, l'art diminue l'humidité de l'air, rend les émanations putrides des substances végétales et animales beaucoup moins abondantes, et par suite contribue à rendre aussi moins actives les causes d'insalubrité qui nous environnent.

La végétation est un des moyens les plus puissants que la nature ait mis au pouvoir de l'homme pour agir sur l'atmosphère ; c'est donc un objet bien digne de méditation sous le rapport de la salubrité et sous celui des avantages du sol. Ce principe adopté, il conviendrait de multiplier les plantations d'arbres, et de préférence ceux qui ont un feuillage étendu, qui ont un accroissement rapide, tels que les peupliers de Hollande, les virginies, les aunes ; ces grands végétaux, distribués sui-

---

[1] Voy. Notes à la fin du volume.

vant des plans convenables, n'opposent pas seulement une barrière à l'épanchement des émanations malfaisantes qui se dégagent des eaux qu'ils entourent, mais encore ils les absorbent avec l'humidité atmosphérique et les neutralisent, en changeant ainsi, d'une manière avantageuse pour la salubrité, les qualités de l'air que nous respirons.

Les arbres ont une si grande influence sur l'atmosphère qu'ils tendent à purifier, qu'il serait à désirer qu'ils s'étendissent de toutes parts en longs rideaux sur les bords des ruisseaux et des rivières ; qu'ils décorassent les chemins dans nos campagnes, comme cela a lieu pour les principales lignes de nos grandes routes ; qu'ils se déployassent en longues chaînes de verdure dans l'intérieur des nombreux étangs, sur les berges de nos marais, sur les jetées des fossés et des canaux que la salubrité y a déjà creusés !

Ce sont les arbres qui ont insensiblement préparé la terre que nous cultivons ; elle doit à leurs débris entassés pendant une longue suite de siècles cet humus ou terre végétale qui assure l'abondance des productions en tout genre, et qui, en se renouvelant, la rend inépuisable. On ne fait point assez attention à cette augmentation successive de terrain que l'arbre produit ; pour en avoir une preuve bien sensible, plantez un fonds marécageux, multipliez-y les osiers, les saules, les peupliers, les aunes ; chaque année il s'y formera de nouvelles couches d'humus, et vous verrez la surface du sol s'exhausser peu à peu d'une manière fort remarquable. Enfin, le végétal mort, desséché et pourri sur place, rendra plus de substance à la terre qui l'a vu naître, qu'elle ne lui en avait fourni. Cette expérience répétée bien des fois par les agronomes de tous les pays, depuis celles si curieuses que nous a laissées Hales dans sa Statistique des végétaux, est passée aujourd'hui à l'état d'axiome dans la science pratique de l'économie rurale. Toutefois ce sujet a été fort controversé, et on a beaucoup disputé sur la salubrité des plantations d'arbres autour des villes et dans leur intérieur : je crois qu'on s'est montré en général trop exclusivement prévenu pour ou contre.

La distance entre les arbres, pour que les plantations soient salubres, doit être assez grande, pour qu'ils ne gênent pas la circulation de l'air, et qu'ils ne donnent pas trop d'ombre : trop serrés, ils auraient l'inconvénient de produire des stagnations partielles dans l'atmosphère, ou d'y faire prédominer une humidité pernicieuse; ils ne doivent pas non plus être plantés trop près des maisons, à cause de l'humidité qu'ils répandent.

D'après ces idées, les plantations d'arbres ne conviennent que sur les grandes places, dans des rues très-larges, et plus encore autour des villes.

Les jardins situés dans l'intérieur de la ville, où ils sont nombreux et comprennent des terrains étendus, sont salubres, parce que l'espace inhabité qu'ils occupent favorise la circulation de l'air.

Les rues, généralement trop étroites, combien de fois brisées dans leur direction, et formant des angles de retour suivant leur étendue en longueur, sont défectueuses et laissent, sous ce rapport, beaucoup à désirer. Trop larges, elles ne sont pas non plus exemptes d'inconvénients : le courant d'air n'y est pas assez rapide, de sorte que, dans les temps de calme et de chaleur, l'atmosphère s'y altère facilement, les habitants ou les passants y sont exposés à toute l'ardeur du soleil : on préviendrait ce désagrément si on s'astreignait à donner aux rues une largeur qui fût proportionnée à l'élévation des bâtiments, de manière à ce qu'un côté reçût toujours de l'ombre.

A Poitiers, la direction des rues O.-N.-O. et E.-S.-E. est nuisible, parce qu'elle permet aux vents du grand Océan, qui traversent les localités marécageuses, et toujours plus humides dans notre pays que ceux qui viennent du continent d'Europe, de s'introduire au milieu de la ville.

Enfin il est à regretter que, par suite des ondulations d'un terrain accidenté, et dont les pentes présentent jusqu'à 40 mètres de différence de niveau sur certains points, les portes de la ville ne se correspondent pas, ce qui devient une nouvelle cause pour ne pas permettre le libre passage de l'air comme si elles étaient en face et sur le même plan.

Je ne puis m'empêcher de saisir cette occasion pour signaler une imperfection qui existe à Poitiers, et à laquelle on paraît ne pas apporter toute l'attention qu'elle mérite : je veux parler des gouttières qui aboutissent à une décharge faisant saillie, de manière à laisser tomber dans la rue, à plusieurs pas de distance des murs des maisons, et de toute leur hauteur, une avalanche d'eau pluviale.

Il n'est personne qui n'ait pu se convaincre combien, pendant les averses, cette disposition des gouttières est incommode pour les piétons : elle est en outre insalubre et dangereuse, parce que, malgré les précautions que l'on peut prendre, on est souvent tout à coup inondé par l'espèce de douche que l'on reçoit, et qu'en cherchant à l'éviter par un saut de côté, on peut être facilement renversé dans nos rues étroites, et blessé par les chevaux ou les voitures qui passent au même instant. Il serait facile d'obliger les propriétaires à conduire les eaux pluviales jusqu'au pavé par des tuyaux fixés le long des murs, à l'exemple de plusieurs d'entre eux qui ont déjà adopté dans notre ville cette mesure d'utilité publique.

Enfin, je m'étonne que dans la ville il soit permis à qui le veut de se débarrasser dans les carrefours, dans les rues même assez fréquentées et jusqu'au pied des édifices, des résidus de la digestion : outre qu'une pareille licence blesse les bonnes mœurs, elle est évidemment contraire à la salubrité, et viole toutes les règles d'un système d'hygiène bien entendu. Pourquoi ne pas établir, à l'instar de plusieurs villes de France, un nombre suffisant de latrines publiques, afin d'être en droit de faire cesser un si dégoûtant abus ?

On doit encore indiquer comme entraînant des conséquences fâcheuses sur la santé, la construction vicieuse, principalement dans la partie basse des rues, des rez-de-chaussée qui se trouvent pour la plupart au-dessous du sol : l'eau qui s'infiltre dans la terre les rend humides et les infecte. Ces sortes d'habitations sont donc en général malsaines, tant à cause de leur humidité que parce que l'air s'y renouvelle difficilement et qu'on y est privé de l'influence salutaire de la lumière et du soleil. Aussi les maladies endémiques y sont-elles plus fréquentes et y affectent-elles des caractères plus graves : dans de pareilles conditions, les chairs se ramollissent et s'engorgent de fluides, les sens et les fonctions vitales s'allanguissent, le tissu cellulaire et les glandes gonflées d'une lymphe pâle et stagnante s'altèrent; de là viennent les strumes, les affections scrofuleuses, la rachitisme, que nous voyons beaucoup d'enfants contracter dès leur jeunesse, et qui leur impriment un cachet indélébile pour le reste de leur existence. L'âge mûr n'est point à l'abri des effets pernicieux que nous venons de signaler, et à la longue, sous cette influence permanente d'une habitation insalubre, les meilleures constitutions, primitivement les plus robustes, finissent par se détériorer.

Ainsi se trouvent altérés dans leurs sources les éléments de notre organisation, ceux qui forment les attributs physiques et le caractère politique d'une partie de la population des villes où se rencontrent ces imperfections regrettables dans l'habitation de l'ouvrier : question sérieuse et qui mérite de fixer toute l'attention des administrateurs chargés spécialement de la police des intérêts de la cité.

Dans cette partie de la ville, particulièrement, le rapport des fenêtres et des portes n'est point en raison de la grandeur des appartements habités par de nombreuses familles : les planchers ou les plafonds sont bas, et par conséquent l'air y est promptement vicié par la respiration et les exhalaisons animales.

Enfin si, dans le tableau que nous venons de tracer du climat de Poitiers, nous avons trouvé beaucoup à reprendre, nous devons aussi reconnaître que, sous le rapport des conditions matérielles qui constituent l'état sanitaire d'un pays, notre ville a beaucoup gagné depuis une trentaine d'années, en suivant le grand mouvement imprimé à toute la France par la voie du progrès ; et, à ce titre, on ne saurait disconvenir que les améliorations locales obtenues chez nous, et en particulier les beaux travaux de desséchement de l'étang St-Hilaire, exécutés au commencement de ce siècle par MM. Galland et Guignard, n'aient puissamment contribué à la salubrité de la ville. — Par la construction de nombreux canaux parellèles au cours de la Boivre, par le redressement et le recreusement du lit de la rivière, par des nivellements de terrains qui ont donné la pente nécessaire à l'écoulement des eaux, par de belles plantations bien ordonnées, l'on a obtenu de ce côté le plus précieux de tous les avantages, celui de prévenir ou de simplifier les maladies, de les rendre moins communes, moins rebelles, et de diminuer proportionnellement le nombre des victimes. — D'une terre énervée et jusqu'alors improductive, on a fait de vastes et fertiles prairies ; du sein des eaux fangeuses, des jardins d'agrément, de riches potagers, se sont élevés, dont l'exploitation, habilement conduite, est venue créer une nouvelle branche d'industrie et une précieuse ressource au profit de l'économie rurale et horticole. — Mais, pour bien

apprécier l'étendue d'une pareille œuvre et toute la valeur du double
but qu'on est parvenu à atteindre, il faut recourir à la tradition, ou
se reporter un moment, par le souvenir, à ce qu'était pour Poitiers cet
étang de St-Hilaire avant MM. Galland et Guignard, précédés eux-
mêmes dans cette voie d'initiative par M. Creuzé-Pascal, alors maire de
Poitiers.

Voici d'ailleurs ce que nous apprend la tradition sur cette curieuse
partie de l'histoire générale de notre vieux Poitiers :

« Il existait au moyen âge, sous les murs de Poitiers, deux étangs
formés et alimentés par la rivière de Boivre, établis et entretenus pour la
défense de la ville et lui servir de fossés et de fortifications dans sa partie
occidentale.

» L'un, appelé l'étang de St-Hilaire, prenait sa source au-dessus
de la porte de la Tranchée, à Montgorge, et vis-à-vis les ruelles de la
Visitation ; l'autre, contigu, qui se continuait jusqu'au pont Guillon,
appelé l'étang de Montierneuf, et, ainsi réunis, formant un vaste ma-
récage d'environ 2 kilomètres de longueur, sur une largeur variable.

» Les propriétaires de ces étangs étaient, d'une part, MM. du chapitre
de St-Hilaire, et de l'autre les abbés, prieurs ou religieux de Montierneuf. Ils possédaient également les moulins qui en dépendaient, le tout à
titre de concessions royales et à perpétuité, comme l'expliquent les lettres
patentes octroyées par Louis VII, roi de France, duc d'Acquitaine, en l'an
1143, et dont voici le texte, lequel nous reporte à six siècles en arrière :
Ludovicus rex Francorum et dux Aquitanorum, etc... Concessimus... ut
sub monte *Gorgio* et ad pontem Achardi et circa id loci hinc et inde ex
utraque ripa, in terra et aqua jam dictæ ecclesiæ beati Hilarii stagna,
molendina et burgos, ut illis visum fuerit, libere et quiete faciant et
habeant in perpetuum ; et quoniam hoc non solum ad utilitatem illius
ecclesiæ, sed ad decorem et maximam totius urbis nostræ Pictavis,
defensionem, futurum esse multorum testimonio didicimus, etc. [1] ....

» .... A la révolution (1792), ces deux étangs et leurs dépendances

[1] D. Fonteneau, t. x, p. 502, cité par M. Rédet. — 6ᵉ volume de la Société
des Antiquaires de l'Ouest, 1 vol. in-8º, 1847, p. 115-117.—Documents pour l'histoire
de l'église de St-Hilaire.

devinrent propriété de l'État, qui les vendit, sur enchères, à M. Creuzé-
Pascal, maire de Poitiers. »

Il résulte de nos recherches que l'étang de St-Hilaire était resté,
jusqu'à cette époque, à son état primitif, et tel à peu près que la tradition nous l'a montré ; et si déjà on avait pensé à en obtenir le desséchement, du moins aucun document ne nous a été laissé pour nous l'ap-
prendre. C'est seulement en l'an X (1802) que, dans une requête
adressée à M. Chéron, alors préfet de la Vienne, et qui porte la date
du 27 messidor, l'on découvre pour la première fois les traces d'un
projet de ce genre. Dans un mémoire où se trouvent fort longuement
exposés et savamment discutés les motifs de son entreprise, l'auteur,
qui n'est autre que le premier magistrat de la ville, M. Creuzé lui-
même, démontre péremptoirement l'utilité qu'il y a à rendre à l'agriculture des terrains submergés les deux tiers de l'année dans une
étendue de près de deux kilomètres ; il fait surtout valoir le précieux
avantage que la ville y gagnerait pour sa salubrité ; il signale les effets
désastreux que doivent avoir sur la santé des habitants les exhalaisons
infectes qui s'élèvent chaque saison des vases et des limons de ces
étangs, dont la plus grande partie est à découvert durant les chaleurs
de l'été. « Il n'est pas douteux, s'écrie-t-il, qu'une pareille disposition
ne contribue à aggraver encore le caractère des maladies régnantes. »
Rien, ce me semble, n'a été dit de plus judicieux, ni ne connais de
déductions plus vraies tirées des faits relatés dans ce long plaidoyer
par notre digne magistrat relativement à cette partie de l'hygiène
publique.

Non content de signaler le mal, il ne veut laisser à personne le soin
d'y appliquer le remède qu'il croit le plus efficace : cette noble et labo-
rieuse tâche, c'est lui qui va s'en imposer le sacrifice. Il propose donc
à l'autorité administrative de faire à ses frais tous les travaux né-
cessaires au desséchement des deux étangs ; dans cette vue, il soumet
à l'ingénieur en chef du département les plans qui lui paraissent de
nature à atteindre le but désirable ; il indique une partie des moyens à
employer, tels que l'abaissement des radiers ou déversoirs des moulins
de la porte de Paris, afin d'arriver à établir le niveau convenable, et à
la trop grande élévation desquels il attribue le reflux des basses eaux

vers les parties supérieures et leur épanchement. Le creusement de canaux secondaires, le redressement et le curage de ceux qui existent, les remblais, deviennent, selon lui, des opérations d'urgence et indispensables. Il insiste vivement auprès de l'autorité, représentée alors par M. le préfet Chéron, pour la convaincre de l'utilité de son entreprise, et en obtenir la prompte exécution. L'autorisation ne se fit pas attendre, et bientôt nous retrouvons à l'œuvre l'homme qui ne semble occupé que d'une seule pensée, celle du bien à faire : sous sa direction, des fossés de ceinture commencent à s'établir ; on creuse un nouveau canal en ligne directe et latéral au cours de la Boivre jusqu'à la jonction des vieilles eaux, en suivant la pente du terrain ; le lit de la rivière est lui-même curé, agrandi, redressé sur plusieurs points, et puis, par une fatalité, qui n'est que trop commune, et comme pour nous démontrer une fois de plus l'inanité de nos projets sur cette terre de passage, la mort arrive qui vient enlever l'homme de bien dévoué aux intérêts de la cité à ses travaux à peine ébauchés !

Suspendus pendant le cours des trois années qui suivent, ils sont repris en 1806 par deux intelligents citoyens, dignes successeurs de M. Creuzé-Pascal, animés comme lui de l'amour du bien public, comme lui, aussi eux, amis zélés de leur pays : — n'ai-je pas nommé MM. Galland et Guignard ? — Associés dans des vues philanthropiques, ils se rendent, à leur tour, acquéreurs du marais de St-Hilaire et d'une partie de ses dépendances. Pénétrés de l'intérêt qui se rattache, pour la ville autant que pour eux-mêmes, à la réussite de l'entreprise si heureusement commencée par M. Creuzé, ils y apportent cet esprit d'activité et de suite, cette volonté ferme et persévérante que donne le bon droit soutenu par des convictions sincères, et cette foi vive qui brave les obstacles ordinaires et devient une garantie du succès.

Toutes les difficultés, les mille désagréments suscités par la cupide spéculation des intérêts privés, qu'ont eu à subir ces deux courageux citoyens jusqu'au dernier moment de l'accomplissement de leur grande œuvre....., ma plume se refuse à les écrire ! Qui ne se sentirait pris de dégoût à la lecture de ces protestations furibondes, de ces déclamations prétentieuses de la part d'adversaires évidemment de mauvaise foi, argumentant contre les droits les mieux établis, poussant l'extrava-

gance jusqu'à formuler des plaintes et des menaces de poursuites en
usurpation, et tendant par des requêtes incessantes à obtenir de l'autorité administrative du moment la radiation des arrêtés rendus contre
eux par les administrations précédentes, profitant ainsi du changement
de personnes pour remettre en question la chose jugée, espérant sans
doute faire revenir sur des sentences qui les avaient condamnés? — Qui
pourrait ne pas se sentir indigné en présence de ce déchaînement d'opi-
nions passionnées et injustifiables, se donnant carrière dans des libelles
diffamatoires, des mémoires imprimés, indépendamment des consul-
tations qu'on va demander aux premiers jurisconsultes de la capitale!

A cette polémique incessante, âcre et toute personnelle, souvent in-
jurieuse, ajoutons les infractions flagrantes aux décisions prises par le
pouvoir, sous la garantie des lumières et des documents fournis par
l'ingénieur en chef du département (M. Duvaucelle), se renouvelant
en dépit de l'autorité préfectorale méconnue ; les oppositions présentées
comme des fins de non-recevoir, et venant entraver des travaux en cours
d'exécution, et, en définitive, l'emploi de la force devenue nécessaire
pour faire respecter les droits acquis, et vous aurez à peine idée
de cette lutte acharnée, qui commence en 1806 pour se terminer en
1822 par le déboutement, sur tous les points contestés, des adversaires de MM. Galland et Guignard. Voilà en abrégé, et sous une forme
que je me suis efforcé d'adoucir, ce que m'a fourni l'examen des pièces
dont se compose ce long procès, qui n'a pas duré moins de 15 années,
formant un dossier qui peut bien équivaloir à un gros in-f⁰ [1]!...

Qu'on lise, si on a ce courage, qu'on lise avec l'esprit d'impartialité
qui nous a guidé dans ces recherches, ce volumineux factum, et qu'on
dise s'il n'y a pas là, cachés sous ces odieuses feuilles, de curieux
enseignements pour sa propre instruction, en réfléchissant aux circonstances au milieu desquelles ont été obtenus les résultats que vous savez !

Oh ! s'il est vrai que, par une loi inexorable de l'humanité, on ne
puisse être homme de bien impunément, alors même, qui ne con-
sentirait à acheter au prix de son repos sacrifié et d'injustes persécu-
tions la gloire si douce de ressembler à MM. Galland et Guignard, pour

[1] Voy. à la fin pièces justificatives.

laisser après soi, à leur exemple, la réputation de bienfaiteur de son pays? Ici, nous le sentons, inhabile à la louange en général, notre voix est également impuissante à l'éloge, tel que nous le concevons dans sa plus honorable acception; mais, mieux que notre parole, les faits qui viennent d'être racontés, et qui sont de l'histoire, porteront témoignage en faveur de ces deux éminents citoyens, enfants de la cité, pour glorifier leurs noms chez cette généreuse population de notre ville, qui, avec le sens naturel dont elle est douée, ne demande peut-être qu'à être éclairée sur les hommes et le choses de son temps, pour les apprécier à leur juste valeur et selon leur mérite.

Mais n'a-t-on pas lieu de s'étonner comment un mérite du caractère de celui que j'essaye de tracer ici, devenu si rare de nos jours, a pu rester, sinon ignoré, du moins si peu apprécié, qu'il nous faille le rappeler de l'oubli où il semble avoir été enseveli? N'y a-t-il pas là plus que de l'indifférence, et, par le temps qui court, à une époque de scepticisme étroit comme la nôtre et d'individualité dégradante, le dévoûment désintéressé, l'amour du bien public, sont-ils donc des qualités tant à dédaigner, qu'on doive se dispenser d'en tenir registre pour les honorer? — Ne serait-il pas bien temps de couper court, dans la pratique de la vie, à cet envahissement des idées spéculatives, qui semblent plus que jamais prévaloir sur les attributs plus nobles d'où dérive, pour des chrétiens élevés selon le véritable esprit de l'Évangile, tout ce qui est bon, tout ce qui est salutaire à l'âme et fait l'homme de bien sur la terre, en lui faisant entrevoir au bout d'une carrière honorablement remplie, et comme but final, des destinées plus solides et plus conformes à son être moral [1]?

Ces heureux avantages, conquis au prix d'un dévoûment si longuement éprouvé, et dont notre ville est aujourd'hui en possession, ne mériteraient-ils pas qu'on en reconnût le bienfait par un monument, tel modeste qu'il pût être, destiné à nous rappeler au moins les noms de MM. Galland et Guignard, où l'on verrait, comme la glorieuse person-

---

[1] On n'apprend pas aux hommes à être honnêtes gens, disait Pascal, et on leur apprend tout le reste; et cependant ils ne se piquent de rien tant que cela. Ainsi ils ne se piquent que de savoir que la seule chose qu'ils n'apprennent point.

(PASCAL, *de l'Éducation du cœur.*)

nification de grands services rendus, du bien obtenu, un encouragement à celui encore à faire, et qui, à tous ces titres, figurerait dignement au milieu de nous, à côté des noms si justement respectés des *Blossac* et des *Boncenne*? Est-on si riche, au temps présent, en modèles de cette trempe, qu'on doive se montrer si avare des bons exemples à consacrer? Eh! quelle mère ne s'empressera d'apporter sa pierre au monument, en apprenant qu'à ces deux éminents citoyens elle doit peut-être le bonheur de voir aujourd'hui à ses côtés l'enfant dont elle se sent si justement fière, et qu'une cruelle maladie a failli ravir à son amour! A mêmes enseignes, qui de nous, en songeant à son vieux père, qui à un frère ou à une sœur, qui à une tendre épouse, au moins à un ami, ne trouverait pas dans le témoignage de son cœur le sentiment destiné à consacrer ce pieux hommage de la reconnaissance que notre faible voix ose réclamer de la cité, comme un acte de justice rétrospective et une dette sacrée, en faveur de deux de ses plus honorables enfants!

Si l'on doit une reconnaissance éternelle au génie bienfaisant qui a posé des bornes aux inondations; si c'est avoir en quelque sorte créé que d'avoir ainsi fixé le cours des rivières et les avoir détournées du terrain qu'elles inondaient tous les ans, on ne saurait pas plus méconnaître le service essentiel de celui qui, pour la ville de Poitiers, fut le premier à appeler l'attention du pouvoir sur ce point d'intérêt public; qui sollicita et obtint, par suite, des autorités administratives des décisions pour l'exécution des projets qui leur étaient soumis. Les uns et les autres ont des droits à la reconnaissance de leurs concitoyens; et, sans diminuer celle qui est si justement acquise à MM. Galland et Guignard pour les travaux utiles qu'ils ont élevés, on peut et on doit savoir quelque gré à l'homme qui les a précédés, en indiquant le vice qu'il fallait détruire, et donné ainsi occasion de rechercher les moyens qui devaient procurer le salut du pays ou contribuer à son assainissement. Ce sont là des titres sérieux qu'il serait injuste de ne pas reconnaître, et qui recommandent la mémoire de l'ancien maire de Poitiers, M. Creuzé-Pascal.

Ce n'est pas qu'il n'y ait encore beaucoup de travaux à faire pour donner au territoire de Poitiers la perfection dont il est susceptible, pour éloigner pour jamais le germe des maladies, dû à la surabondance des eaux, à leur défaut d'écoulement ; pour purger la ville de toutes les causes d'insalubrité qu'elle récèle encore, et que nous n'avons fait qu'indiquer, renvoyant, si l'on veut les bien connaître, aux intéressants travaux publiés dans ces derniers temps par MM. les docteurs Loreau et Orillard [1], où elles sont longuement analysées. Après eux, nous faisons également des vœux pour voir imprimer aux travaux commencés ou ceux à venir, relativement aux plans suivis dans les constructions, une direction plus active et peut-être aussi moins imparfaite. Mais, nous devons l'espérer, l'administration tutélaire à qui sont aujourd'hui confiés les intérêts de la cité ne négligera rien pour rendre Poitiers aussi salubre que son assiette le comporte ; et le magistrat qui est placé à la tête des affaires de ce département voudra mettre sa gloire à étendre ses vues bienveillantes sur toutes les parties de notre territoire qui relèvent de sa haute juridiction.

En essayant de tracer le tableau du climat de Poitiers tel qu'il est apparu à notre observation, nous n'avons pas la prétention de croire que nous ayons tout dit, encore moins qu'on ne puisse dire mieux après nous.

Si nous avons trouvé des abus à signaler, ça toujours été avec l'idée du bien à faire, et avec l'indication du remède à y apporter.

Enfin, ce que nous avons vu, étudié, approfondi, en nous aidant des lumières des autres, à défaut de notre expérience personnelle, nous l'avons raconté.

NOTES.

A l'appui des doctrines qui sont professées dans ce travail, relativement au caractère et à la fréquence des fièvres périodiques ou miasmatiques, considérées comme endémiques au climat de Poitiers, on a cru devoir rapporter les faits suivants, si bien exposés par M. le docteur Orillard dans sa monographie sur la *suette* [2].

[1] Voy. les notes.
[2] *Rapport sur l'épidémie de suette qui a régné dans l'arrondissement de Poitiers* pendant l'année 1845, — in-8°, 146 p., par M. Orillard, D.-M. P., professeur à l'école de médecine de Poitiers, faisant partie de la collection des bulletins de la Société de médecine, n° 11.

Première observation : « Mlle R…, 16 janvier 1845, 3 jours avant que M. le docteur Orillard fût appelé, — avait reconnu l'existence d'*accès de fièvre quotidienne*, ce qui l'avait décidée à garder la chambre. *Quinze* jours auparavant, elle éprouvait déjà des lassitudes générales, de l'insomnie, et des sueurs *chaque matin*. — Ce fut en *cet état* qu'elle fut prise par les symptômes caractéristiques de la *suette épidémique*. — *Prescription*, 16 janvier : *sulfate de quinine*, 1 gramme en deux demi-lavements. »

Les jours suivants, jusqu'au 25 janvier, époque à laquelle succomba Mlle R…, le neuvième jour de l'invasion de la *suette*, la *fièvre* a continué, en affectant sur la *fin* le caractère *rémittent*, et les *préparations de quinquina* ont été continuées, ainsi qu'elles devaient l'être d'après la marche et la nature des symptômes.

Voici les réflexions que fait l'auteur au sujet de cette malade, et que nous trouvons on ne peut plus judicieuses : « Évidemment Mlle R… a succombé à l'atteinte de la *suette*, qui était venue *compliquer* et *dominer* la *fièvre d'accès*, dont cette malade présente le *premier cas* [1] bien tranché et isolé dans la série des nombreuses observations du même genre que nous avons constatées [2]. »

En développant ses idées sur l'histoire générale de l'épidémie et les diverses formes sous lesquelles elle s'est présentée, l'auteur a soin de faire remarquer que : « dans *quelques cas* les exacerbations offraient une *périodicité bien marquée*, et que des accidents *pernicieux* se présentaient promptement mortels, s'ils n'étaient combattus énergiquement, et si l'on ne prévenait pas leur retour par des doses élevées de *sulfate de quinine* [3]. »

Un peu plus loin, il relate encore que : « l'épidémie a été plus meurtrière à Poitiers, principalement à la *Cueille-Mirebalaise* et au *faubourg Saint-Lazare*, que dans les autres localités de l'arrondissement, surtout à l'époque de sa recrudescence, — *août et septembre*. » —

M. le docteur Orillard ne s'explique pas sur les causes de cette singu-

[1] Ce *premier cas* observé doit s'entendre de la pratique particulière de l'auteur.
[2] Page 8.
[3] Page 19.

lière prédilection. Ne pouvons-nous pas les trouver dans ces *effluves marécageux* du voisinage, dans la direction des vents dominants alors, et qui traversaient, avant d'arriver aux lieux infectés, des contrées où sont endémiques des fièvres *miasmatiques*, tels que *St-Léger, la Pallu, Vendeuvre*?

L'épidémie de *suette* terminée, M. le docteur Orillard constate que les affections qui se montrent les *plus communes* parmi la population sont la *scarlatine* et la *rougeole*, accompagnées, dans *la plupart* des cas, de symptômes *fébriles périodiques*.

Aussi, conséquent avec ses principes, l'auteur adopte-t-il, comme base de la médication rationnelle suivie *à cette époque*, le *sulfate de quinine*, qu'il place en *première ligne*.

Recherchant ensuite [1] les causes premières de la *suette* à Poitiers et son arrondissement, M. le docteur Orillard rejette, comme purement hypothétique et inadmissible dans l'état actuel de la science, la théorie qui consiste à les attribuer à des *changements atmosphériques*, aux *pluies abondantes*, à des *miasmes paludéens*. — Il devient même difficile, pour un esprit non prévenu, de ne pas se ranger à l'opinion de l'auteur, lorsqu'il ajoute : « *Dans le département, plusieurs localités remarquables par l'étendue de leurs marais n'ont pas offert un seul cas de suette, et d'autant mieux que, pour Poitiers même, les conditions semblaient absolument les mêmes les années précédentes, où cependant on n'a point observé la suette.* »

C'est là, à mon point de vue du moins, de la saine logique, fondée sur une analyse rigoureuse des faits observés.

Toutefois cette opinion a été controversée par M. le docteur *Loreau* [2] dans sa brochure, et aussi par M. le docteur Bonnet, professeur d'accouchements à l'école de médecine de Poitiers, si nous sommes bien informé, dans un écrit que nous ne pouvons que regretter de ne pas connaître, mais qui sera sans doute publié un peu plus tard par l'Académie de médecine de Paris, à laquelle son auteur, qui est un de ses membres correspondants, a cru devoir adresser son travail.

Répondant à l'avance aux objections qu'il prévoit, et décidé à ne

[1] Page 55.
[2] *Loco citato*.

rien laisser d'indécis sur une question d'un aussi grand intérêt, M. le docteur Orillard poursuit en ces termes, que nous rapportons textuellement [1] : — « Si l'on voulait insister et trouver la justification de l'influence marécageuse dans l'existence du *Clain* et de la *Boivre* autour de Poitiers, de l'*Auxance* dans la commune de *Migné*, et de quelques eaux dormantes dans les autres communes visitées par l'épidémie, nous répondrions que, pendant les années précédentes, les conditions étaient les mêmes, et que cependant l'épidémie ne s'est point manifestée. Nous ne pouvons donc pas accorder à ces causes l'importance que d'autres observateurs ont prétendu leur donner. Toutefois nous reconnaîtrons bien volontiers que ce sont là de *bien fâcheuses influences pour la santé publique*, et ce n'est pas sans un vif regret que nous voyons chaque jour augmenter le rétrécissement du lit de nos rivières, et par suite, leurs débordements, devenus plus faciles et *plus fréquents*, constituer des conditions *éminemment défavorables ;* de telle sorte que nos cours d'eau, qui devraient porter la fécondité et la richesse sur leurs rives, les transforment *trop souvent en marais* d'où s'exhalent des *miasmes plus ou moins nuisibles.* Il aura suffi, nous en avons l'espérance, ajoute M. le docteur Orillard dans cette page bien sentie, de signaler ces faits à la sollicitude éclairée de l'autorité supérieure, pour concevoir la juste espérance que d'aussi grands inconvénients ne tarderont pas à disparaître. »

Réflexions. — L'emploi fréquent et surtout heureux qu'on a fait ici du *sulfate de quinine* ou du *quinquina* sous diverses formes ne vient-il pas fortifier cette opinion que, pendant le règne de l'épidémie de *suette*, particulièrement en *juillet*, *août* et *septembre*, saison propre au développement des fièvres *miasmatiques*, il existait comme *complication*, comme *épiphénomène*, si l'on veut, une *périodicité marquée*, avec des symptômes soit *intermittents*, soit *rémittents*, quelquefois, il est vrai, peu saisissables, mais qui pouvaient bien n'en avoir pas moins lieu? Remarquez-le bien encore, et d'après l'autorité de M. le docteur Orillard lui-même, à qui on ne saurait certes contester, outre le mérite général de son important écrit, celui de l'exactitude analytique,

---

[1] Page 59.

— c'est vers la *fin* de l'épidémie, alors que la *constitution médicale* se régularise pour prendre son caractère ordinaire, que les *fièvres intermittentes* dominent comme les maladies propres à la *saison*. De là aussi cette considération motivée de modifier la thérapeutique suivie jusqu'alors, et l'indication *spéciale* du *fébrifuge*.

Ces réflexions nous sont suggérées par l'étude que nous avons dû faire des faits rapportés dans la relation du professeur de Poitiers. Ainsi il y est encore dit, en parlant de la médication par le *sulfate de quinine*, et discutant l'opinion émise par M. le docteur Parrot, qui en avait préconisé l'emploi quelques années auparavant dans la *suette épidémique de la Dordogne* :

« Pendant les premiers temps de notre épidémie, nous cherchâmes en vain un moment favorable pour appliquer cette médication ; mais l'occasion ne se présentait pas, et aucune *rémission évidente et soutenue* ne pouvait être *saisie ;* cependant nous avions vu *quelquefois* la *suette* être précédée par des *accès de fièvre intermittente*, et *souvent* nous avions observé, pendant la convalescence, des *accès bien caractérisés* qui *cédaient* à l'emploi des *fébrifuges*. Nous devions donc espérer que leur application pourrait être faite pour conjurer les exacerbations si graves que présentait la maladie. Or il en fut *ainsi* vers le *milieu* et vers la *fin* de l'épidémie ; nous rencontrâmes des *exacerbations* ayant une *périodicité bien marquée*, et des *rémissions* assez *nettement* dessinées. — Ces *rémissions*, il ne fallait pas les chercher seulement dans *l'état du pouls*, mais plutôt dans la *diminution des troubles* de l'innervation, et *l'interruption* des symptômes graves ; la fièvre était *continue*, ou seulement *rémittente*. Pour obtenir de bons résultats, il fallait agir *aussitôt* que la *rémission pouvait* être constatée, donner des doses *élevées de sulfate de quinine* et à des époques *très-rapprochées*, jusqu'à 2 *grammes par jour*, soit par la bouche, soit en lavements. A cette *méthode* plusieurs malades ont dû leur guérison. »

Enfin, résumant son opinion sur la nature de l'épidémie, M. le docteur Orillard n'hésite pas à *la* classer dans l'ordre des maladies produites par un *empoisonnement miasmatique*, à l'attribuer à un principe éminemment délétère répandu dans l'air, exerçant à divers degrés son influence sur les individus.

Et s'il n'y avait autre chose au fond, dans toute cette épidémie, qu'une fièvre *pernicieuse* d'une *forme spéciale*, compliquée seulement d'une *éruption à la peau*, — *suette, scarlatine, rougeole*, — *laquelle* ne serait qu'un *épiphénomène*, une de ces formes *insolites* qui en constitueraient une *variété*, en ajoutant encore à son caractère de gravité? C'est à y regarder à deux fois.

La méditation des faits exposés par M. le docteur Orillard dans sa remarquable brochure, les déductions que notre raisonnement a tirées de *leur* enchaînement, renfermeraient précisément notre réponse à cette grave question, en même temps qu'elles en seraient la justification; sans toutefois que nous prétendions nous autoriser de cette opinion pour la faire prévaloir d'une manière absolue; car nous n'ignorons pas que d'un fait réel on peut tirer des conséquences bien différentes, y trouver même le pour et le contre, selon le point de vue de la logique, surtout à l'endroit du sujet que nous cherchons à élucider.

Sur les marais de l'arrondissement de Poitiers, la Pallu, St-Léger *et autres*.

1811. Sous le ministère de M. le comte Molé, décrets d'*août* et d'*octobre* 1811, prescrivant aux préfets des départements de signaler au ministre de l'intérieur, dans des tableaux statistiques, les *marais*, *étangs*, *terres submergées* susceptibles d'être rendus à l'agriculture; instructions très-détaillées à ce sujet sur les moyens à prendre pour parvenir à se procurer, dans chaque arrondissement de préfecture, des renseignements exacts et précis sur le gisement des lieux, l'étendue et la nature des travaux à faire, etc.

En ce qui concerne le département de la Vienne, *circulaire* du préfet, adressée à tous les sous-préfets et maires des arrondissements et communes de son ressort. — Réponses en général très-courtes, mal rédigées, insuffisantes. Les seules indications qui nous aient paru intéressantes sont celles fournies pour l'arrondissement de Loudun, où l'on signale à l'attention du gouvernement impérial l'existence d'une grande étendue de *marais*, de terres *submergées* susceptibles d'être desséchés et de devenir très-fertiles. On a lieu de faire la même remarque dans l'arrondissement de Poitiers pour les marais de *la Pallu*, comprenant *Blaslay* et *Vendeuvre*. Voici la réponse à l'autorité supérieure, de M. Bourgnon de Layre, alors sous-préfet de notre arrondissement, le seul peut-être, parmi les administrateurs de cette époque, qui ait bien compris l'esprit et la portée des instructions ministérielles, ainsi qu'on s'en pourra convaincre par la lecture de son rapport, que je cite textuellement : « Parmi les marais de mon arrondissement, écrit M. le sous-préfet, le *premier* qui frappe nos regards est celui dit de *St-Hilaire*, sous les murs de Poitiers. Il serait à désirer que le desséchement entier des flaques d'eau qui restent encore au-dessous de Pont-Achard fût effectué ; ce serait rendre une grande prairie à l'agriculture, faciliter l'établissement de jardins bas fort productifs en légumes, et par-dessus tout rendre à la ville, de ce côté, un air pur et salubre, avantage incontestable pour une ville assez populeuse et mal percée, où les miasmes infects peuvent facilement causer des épidémies et rendre le voisinage de ce marais fort dangereux.

» Les marais de *la Pallu*, situés commune de *Vendeuvre*, de *Jaulnay* et autres environnants, offriraient un vaste terrain à l'agriculture si on les défrichait ; les petites portions qui ont été cultivées présentent une grande ressource aux habitants pour la culture des légumes, comme *Lencloître*, dans l'arrondissement de *Châtellerault*, qui approvisionne tous les environs. Les chanvres et les lins y viendraient aussi fort bien, et ce serait une branche d'industrie de plus dans le pays. Les marais de *la Pallu* peuvent avoir *deux kilomètres et demi* de longueur sur une étendue indéterminée et variable en largeur ; il faudrait commencer par curer la rivière qui traverse les marais, et qui est sujette à des crues fréquentes. »

Nous avons cru devoir citer *in extenso* le rapport au préfet de la Vienne de M. Bourgnon de Layre, non pas seulement à cause de la justesse des aperçus qu'il renferme, mais aussi parce que les idées qui y sont exposées viennent à l'appui des principes qui nous ont guidé dans l'exécution de notre travail.

1812. Tableau synoptique dressé par M. le préfet de la Vienne, avec des observations à la marge, pour être envoyé à M. le ministre de l'intérieur.

Marais de St-Hilaire. — « Le desséchement de ce marais a ajouté un terrain très-étendu à l'agriculture; il fournira en peu d'années une vaste prairie, et dédommagera les propriétaires des dépenses considérables qu'ils ont faites à cet égard. En purifiant l'air des miasmes qui le rendaient insalubre, les propriétaires ont décoré les deux côtés du marais de plantations qui rendent cette partie du pourtour de la ville la plus agréable.

» Les marais de *Jaulnay,* comme ceux de *St-Léger,* sont connus sous le nom de marais de *la Pallu;* ils ont près de *vingt kilomètres* de longueur sur différentes largeurs. Les marais de *la Pallu* présentent de beaux travaux à faire. »

Ainsi qu'on a dû s'en apercevoir, dans ce rapport de M. le préfet de la Vienne se trouvent fidèlement reproduites, sous une forme abrégée, toutes les idées émises par M. Bourgnon de Layre dans le sien.

Les noms de MM. Galland et Guignard n'y sont même pas indiqués; c'est un oubli que nous ne comprenons pas de la part de l'autorité, et que nous regrettons.

1820. *Instruction* aux préfets sur le même objet, émanée des bureaux du ministre de l'intérieur, M. le duc *Decazes*...

On voit que c'est une idée de l'empire qui n'a pas été abandonnée depuis; et tout récemment, — mai 1848, — une proposition tendant au même but a été faite par un représentant à l'Assemblée nationale, qui l'a prise en considération.

1806. — Pétition des sieurs Galland et Guignard, adressée au conseil de préfecture, tendant à obtenir la continuation des travaux de desséchement de l'étang de Saint-Hilaire, renvoyée à une commission composée de l'adjoint du maire de Poitiers et des commissaires répartiteurs, qui émettent une opinion favorable et approuvent les plans proposés par les pétitionnaires. — Cette pièce, qui porte dans le dossier le n°   , est signée Duplaisset, adjoint; P. Verron et Dupré.

5 décembre 1806. — Sur le rapport de l'ingénieur en chef du département, M. Duvaucelle, arrêté du conseil de préfecture qui autorise les pétitionnaires, malgré les protestations des propriétaires des moulins de la porte de Paris et des usines de la Chaussée, à faire baisser de 33 *centimètres* le radier ou déversoir de la porte de Paris, dans le but

d'empêcher à l'avenir le refoulement des eaux basses vers les prairies supérieures, et de faciliter un libre cours à leur écoulement.

« ..... Arrête qu'aux frais et à la diligence des sieurs *Zacharie Galland* et *Louis-Jacques Guignard*, *pétitionnaires*, le déversoir ou radier de la porte de Paris sera baissé *définitivement* de 33 *centimètres*, et que les vannes placées à la tête d'*amont* du pont des Bondes seront dérasées au niveau dudit déversoir. »

10 juillet 1807. — Pétition des sieurs Guignard, Bouthet et Mascureau pour obtenir le curage de la Boivre.

3 septembre 1810. — Nouvel exposé de leurs droits par MM. Galland et Guignard devant le conseil de préfecture, résumant les titres acquis, leurs longues contestations avec leurs adversaires, et réclamant l'exécution entière et définitive des arrêtés précédents rendus en leur faveur.

Mémoire très-bien fait et très-explicatif.

29 janvier 1820. — Nouvel arrêté du baron de la Rochette, préfet de la Vienne, pour faire cesser la *scandaleuse* obstination des adversaires de MM. Galland et Guignard, et leur enjoindre d'exécuter à la lettre le contenu des arrêtés précédents.

« Ordonne en même temps le recurement et le nettoiement des fossés de ceinture et du cours de la Boivre, ainsi que le placement de 2 *vannes* de *fond* aux arches de la porte de Paris, afin d'établir le *niveau d'eau* jugé indispensable au libre écoulement des eaux supérieures, qui, autrement, seraient refoulées vers Pont-Achard, et inonderaient les prairies de MM. Guignard et Galland. »

(Extrait des archives de la préfecture, dossier n° 54.)

Je craindrais d'encourir plus que le soupçon d'impolitesse, et croirais manquer au sentiment des plus ordinaires convenances, en ne saisissant pas ici l'occasion de reconnaître l'empressement éclairé et la parfaite bienveillance de M. le bibliothécaire intérimaire de notre ville, pour les utiles indications que je lui dois, et qui ont pour beaucoup contribué à faciliter les recherches que j'avais à faire. Que M. BONSERGENT veuille bien me permettre de lui en témoigner mes remercîments sincères.

J.-C. V.

INDICATION BIBLIOGRAPHIQUE

DES AUTEURS DONT LES OUVRAGES ONT ÉTÉ CONSULTÉS DANS CE TRAVAIL.

Morton. — Tertius Tractatus de febribus... dans ses Opera medica, 2ᵉ édit., 1718, in-4°. — A la bibliothèque de la ville.

Torti. — Thérapeutique spéciale, 4ᵉ édit., 1743, in-4°.

Alibert. — Traité des fièvres intermittentes pernicieuses, in-8°.

Bailly. — Traité des fièvres intermittentes, in-8°.

Nœpple. — Traité des fièvres intermittentes, in-8°.

Mongellaz. — Traité des irritations intermittentes, 2 vol. in-8°.

Journal général de médecine. — Mémoire sur les fièvres intermittentes. — Tome 105, pages 213-257.

Journal général de médecine, — Emploi du kina. — T. 103, p. 269.

Tomassini (Conférences de). — Annales de clinique médicale, t. 2, nᵒˢ 22, 23, 24.

Revue médicale, — janvier 1830, p. 136.

Vialle. — Mémoire sur l'emploi des *évacuants* dans les fièvres intermittentes. — Annales de médecine physiologique, t. 14, p. 543.

Bérard. — De la nature du miasme produisant la fièvre intermittente. — Journal des connaissances médico-chirurgicales, septembre 1845, n° 3, p. 103.

Émile Cordier. — Fièvres marécageuses des pays tempérés. — *Ibid.*, octobre 1845, n° 4, p. 139 à 144.

Boudin. — *Ibid.*, sur le même sujet, p. 165 et 205.

Gintrac. — *Ibid.,*   *ibid.,*   janvier 1846, p. 65.

Petzold. — *Ibid.,*   *ibid.,*   avril 1846, p. 141.

Briquet. — Emploi du nitre dans les fièvres intermittentes. — *Ibid.*, avril 1846, p. 162.

Durand de Lunel. — *Ibid.* — Théorie nouvelle de l'intermittence. — La *rate transformée* en un petit *marais*, etc.

Piorry. — Causes prochaines et siége de la fièvre intermittente. — Abeille médicale, discussions académiques, nᵒˢ de janvier 1847, p. 18; février 1847, p. 50.

Dolfus-Ausset. — Terrassements comme causes des fièvres intermittentes. — *Ibid.*, n° de juin 1847, p. 160.

Duchassaing. — Action irritante du sulfate de quinine sur les organes génitaux. — Moyens de neutralisation. — Abeille médicale, n° d'août 1847, p. 230.

Fleuriau. — Moyen de dérivation des eaux stagnantes. — *Ibid.*, n° de septembre 1847, p. 260.

Mêlier. — Marais salants, leur assainissement, etc. — *Ibid.*, n° de décembre 1847, p. 350; n° de janvier 1848, p. 18.

Jacquot. — Même sujet. — *Ibid.*, n° de mars 1848, p. 71.

Mazade. — Du sulfate de quinine considéré comme exclusivement approprié aux *périodes* dans les fièvres intermittentes. — Rapport de M. Bricheteau. — *Ibid.*, n° d'avril 1848, p. 90.

NOTICE BIBLIOGRAPHIQUE

DES AUTEURS CONSULTÉS QUI ONT ÉCRIT SPÉCIALEMENT SUR POITIERS ET SES ENVIRONS, EN TRAITANT DES QUESTIONS SE RATTACHANT, A DIVERS POINTS DE VUE, A NOTRE SUJET.

De la Mazière[1], docteur en médecine..., lègue, en mourant, à la bibliothèque de la ville un manuscrit en 2 vol. petit in-folio : — sorte de répertoire où se trouvent consignées de précieuses observations, décrites et analysées avec un ordre admirable pendant une période non interrompue de *quarante années*, — de 1775 à 1817; — les maladies dominantes sous le climat de Poitiers, celles propres à chaque saison, avec leurs indications thérapeutiques raisonnées, le traitement suivi pour les combattre, et jour par jour, annotés dans des tableaux synoptiques, les accidents météorologiques; — œuvre de bénédictin, remarquable par son caractère de longanimité, devenu si rare de nos jours; — composition extrêmement curieuse, d'un intérêt peu ordinaire, d'une haute moralité professionnelle, ne pouvant être trop méditée, et, selon nous,

---

[1] Bibliothèque de la ville. — Cabinet des Manuscrits, sous le n° 248, communiqué par M. Bonsergent, bibliothécaire intérimaire.

faisant le plus grand honneur à la mémoire du vénérable docteur *de la Mazière*, l'un des hommes de son temps qui ont le plus rehaussé le caractère du médecin dans l'accomplissement de cet humble et saint ministère, si outrageusement méconnu par la plupart des heureux contempteurs de ce monde, mais que, par une rare faveur, il exerça entouré de l'estime de ses concitoyens et d'une manière constamment digne et irréprochable pendant soixante ans, et jusqu'au moment de sa mort, survenue au mois de juillet 1819.

M. de la Mazière avait vécu 83 ans; longue et belle existence, carrière noblement remplie !

Cochon-Lapparent [1], préfet de la Vienne. — Description générale du département de la Vienne. — Topographie très-abrégée, qui comprend l'histoire des productions principales du pays considérées dans les trois grands règnes de la nature ; — celle de ses différentes branches d'industrie, accompagnée de remarques critiques. — On y trouve également l'exposition d'un système de canalisation du Clain, en vue de sa navigabilité à établir. — Œuvre méthodique, bien conçue, heureusement exécutée, mais resserrée dans un cadre beaucoup trop étroit, sous le rapport de l'intérêt des questions qui y sont traitées, et par suite très-incomplet.

E.-P.-V. Catineau [2]. — Annuaire historique, politique et statistique de la Vienne, de 1802 à 1808.

Gaillard [3], docteur, professeur en médecine, médecin du lycée, etc. — Observations sur la topographie médicale du lycée de Poitiers, brochure de 13 pages, 1809.

Pingault fils [4], étudiant en médecine. — Essai topographique de la ville de Poitiers, brochure in-8° de 31 pages, 1824.

F.-L. Gaillard [5], docteur-médecin. — Rapport dédié au maire sur la salubrité des eaux de la ville de Poitiers, in-8° de 12 pages, 1830.

---

[1] In-8°, 1800, — renfermant l'histoire du *Sauvage de l'Aveyron*, par Itard. — Bibliothèque de la ville.

[2] Bibliothèque de la ville.

[3] *Ibid.*

[4] *Ibid.*

[5] *Ibid.*

Quotard-Piorry[1], docteur en médecine, ancien chirurgien aide-major au 36e d'infanterie de ligne et à l'hôpital militaire de Maubeuge. — *Traité* sur la *non-existence* des fièvres *essentielles*, in-8° de 224 p., 1830.

Loreau, docteur-médecin, professeur suppléant. — Ouvrage cité.

Orillard, professeur d'anatomie. — Ouvrage cité.

PIÈCES JUSTIFICATIVES[2].

Marais de St-Hilaire,

Formant trois dossiers ainsi classés : N° 1, de 1789 jusqu'au 16 mars 1812, en ce qui concerne le desséchement et ce qui s'y rattache.

N° 2.

La *suite* des affaires de ces marais, depuis la réclamation du 16 mars 1806 jusqu'à l'arrêté préfectoral du 19 janvier 1820.

N° 3.

Renferme les réclamations des hospices par les administrateurs sur le cours d'eau de la Boivre et les marais de St-Hilaire, depuis le 22 août 1808 jusqu'au 1er novembre 1824.

---

[1] Bibliothèque de la ville.

[2] Archives de la préfecture de la Vienne, carton 59, n° 4, ayant pour titre : *Usines sur la Boivre,* etc.

Extrait des Registres de l'état civil tenus à la Mairie de Poitiers,
de 1800 à 1848.

Années.	Nombre des naissances.	Nombre des décès.	Population.
1800	532	876	
1801	440	556	
1802	510	705	
1803	566	734	
1804	546	638	
1805	520	642	
1806	710	1,156	18,200
1807	546	675	
1808	531	755	
1809	576	602	
1810	563	614	
1811	513	652	
1812	497	633	
1813	533	877	
1814	585	564	
1815 [1]	526	554	21,124
1816	551	469	
1817	560	540	
1818	501	401	
1819	597	585	
1820	546	600	
1821	560	480	
1822	536	581	
1823	536	526	
1824	602	628	
1825	582	601	21,360
1826	591	697	
1827	647	577	
1828	639	593	
1829	621	624	

[1] Pendant toute la durée des guerres du consulat et de l'empire jusqu'au traité

1830	622	615	
1831	601	614	
1832	557	585	
1833	611	596	23,128
1834	634	652	
1835	636	592	
1836	654	628	
1837	661	688	
1838	691	646	22,364
1839	750	586	
1840	709	685	
1841	686	750	
1842	760	651	
1843	737	678	24,731
1844	775	699	
1845	810	699	
1846	815	714	26,764
1847	743	809	

de paix, de 1800 à 1815, il faut, dans l'appréciation des chiffres nécrologiques, tenir compte des nombreux prisonniers internés à Poitiers, et ne faisant pas partie du dénombrement des citoyens.

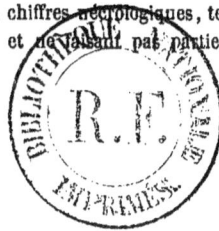

Page 54, à la note, *au lieu de* paix, *lisez* Paris.